DE

L'INAMOVIBILITÉ

DANS

LE TRAITEMENT

DES AFFECTIONS CHIRURGICALES

PAR

ALPH. ALEX. **BOINET**,

DOCTEUR EN MÉDECINE,

Ancien interne et lauréat des hôpitaux de Paris, lauréat de la Faculté de médecine de Paris, membre de la société anatomique, de la société médicale d'observation, des cercles médical et chirurgical de Montpellier, de la société de médecine d'Angers, etc.

Festina lente.

PARIS,

ANCIENNE MAISON BECHET JEUNE,

LABÉ, successeur, LIBRAIRE DE LA FACULTÉ DE MÉDECINE,

14, PLACE DE L'ÉCOLE DE MÉDECINE.

1844

IMPRIMERIE DE HAUQUELIN ET BAUTRUCHE,
RUE DE LA HARPE, 90.

AVANT-PROPOS.

Avant d'aborder notre sujet, nous croyons devoir dire un mot sur ce que nous entendons et sur ce qu'on doit entendre par l'inamovibilité dans le traitement des affections chirurgicales. Cette explication nous paraît d'autant plus utile, que plusieurs de ceux qui ont écrit sur les appareils inamovibles ont confondu *l'inamovibilité* avec *l'immobilité, le repos*. Il suffira, nous le pensons, de signaler cette confusion, pour montrer quelle différence énorme il existe dans la signification de ces mots, et dans leur interprétation. *Inamovible* veut dire, qui ne peut être *ôté, déplacé, destitué*. Comme *l'inamovibilité* n'est que la qualité de ce qui est *inamovible,* on doit penser qu'en donnant l'épithète d'inamovibles à certains appareils, à certains pansements, on a voulu dire que ces appareils ou ces pansements ne devaient pas être ôtés ou déplacés pendant tout le temps nécessaire à la guérison de la maladie pour laquelle on les appliquait. C'est donc dans ce sens, que le mot *inamovibilité* dont on se sert aujourd'hui pour exprimer une nouvelle manière de traiter certaines affections chirurgicales, doit être entendu. Nous comprendrons donc sous le titre *de l'inamovibilité dans le traitement des affections chirurgicales*, tout pansement, toute application d'appareil qui restera en place jusqu'à la guérison, ou qui ne sera renouvelé qu'une ou deux fois dans le cours d'une affection chirurgicale. Un pansement ou une application d'appareil renouvelé tous les quatre ou cinq jours n'appartiendrait plus au principe de l'inamovibilité, et rentrerait dans les pansements fréquents. Considérée de cette manière, cette question est immense, car elle embrasse la majeure partie des affections chirurgicales. En effet tout appareil, tout pansement appliqué d'une manière permanente et jusqu'à guérison complète, appartient à l'inamovibilité. C'est pour cela que les bandages herniaires, les canules, le compresseur de Dupuytren ou tout autre mode de compression pour la cure des anévrysmes et des tumeurs en général, les sondes à demeure, les pessaires, le bas lacé, les sutures, les bandelettes agglutinatives dans certains cas, dans le traitement des ulcères ou des solutions de continuité réunies immédiatement, doivent être regardés comme des appareils inamovibles. Il nous serait impossible de passer en revue toutes les affections chirurgicales qui sont traitées d'après le principe de l'inamovibilité; nous nous bornerons donc ici à examiner cette question dans tout ce qu'elle a de plus général; et en y réfléchissant bien, puisque nous avions à traiter de l'inamovibilité dans le traitement des affections chirurgicales, nous ne devions sortir des généralités pour entrer dans des considérations de détail, que quand elles devenaient nécessaires à nos démonstrations; nous n'avions pas à décrire chaque cas en particulier où le principe de l'inamovibilité est applicable; nous avons pris, comme tous ceux qui traitant d'une manière générale un sujet quelconque, les fractures simples et celles qui sont compliquées de plaies pour type. C'est à elles que nous avons rapporté toutes nos observations. Ce choix nous paraît d'autant plus convenable que l'on trouve dans ce genre d'affection, des faits directement applicables à la division des parties molles, et que ce sont les ruptures osseuses qui, jusqu'à ce jour ont été traitées le plus souvent d'après les principes de l'inamovibilité. En effet, si la permanence jusqu'à guérison, et pendant un temps très-long du premier appareil sur les plaies, souvent très-larges et profondes, qui compliquent les fractures, loin d'occasionner des accidents, les a prévenus; si l'on a trouvé ces plaies parfaitement cicatrisées, lorsque, après quarante, cinquante jours on a défait l'appareil, combien doivent être moindres les craintes que pourrait inspirer le séjour de l'appareil pendant douze ou quinze jours sur des plaies succédant aux amputations ou autres opérations (1)?

D'après cette manière de considérer notre sujet, nous avons examiné succinctement l'inamovibilité en elle-même, son origine, sa constitution, son utilité, son but, ses analogies, ses résultats. Nous avons examiné ensuite les principaux moyens inamovibles employés jusqu'ici, nous avons passé en revue ceux qui méritaient le plus de fixer notre attention, puis, après les avoir parcourus, nous en avons fait l'appréciation, et nous nous sommes livré à des considérations générales qui serviront aux conclusions.

Nous avons voulu autant que possible qu'on ne nous accusât pas d'être incomplet; or, pour atteindre ce but, nous avons commencé cette dissertation par un coup d'œil historique sur les appareils inamovibles.

Il résulte de cet exposé que notre travail est divisé en quatre parties principales, qui ont trait :

La première à l'histoire.

La seconde aux applications et aux principes généraux de l'inamovibilité.

La troisième aux principaux moyens inamovibles employés jusqu'ici.

La quatrième enfin à des considérations ou conclusions générales.

(*) Ce qui se passe dans un bec-de-lièvre, dont les bords sont rafraîchis et coaptés par la suture, peut être regardé comme le type de cette adhérence parfaite qu'on doit se proposer après les opérations les plus graves, comme dans les solutions de continuité les plus légères.

DE L'INAMOVIBILITÉ

DANS LE TRAITEMENT

DES AFFECTIONS CHIRURGICALES.

Depuis quelques années, on s'occupe d'une manière toute particulière de l'inamovibilité dans le traitement des affections chirurgicales, et plus particulièrement dans le traitement des fractures. Cette méthode n'est pas nouvelle, puisqu'on trouve çà et là dans les annales de la science quelques faits qui prouvent que les appareils inamovibles dans le traitement des fractures remontent à la plus haute antiquité. Les éminents services que cette méthode a déjà rendus de nos jours, semblent porter l'esprit du temps actuel à vouloir la généraliser. L'histoire de l'inamovibilité dans le traitement des fractures en particulier, et des affections chirurgicales en général, doit donc présenter de l'intérêt, par cela seul qu'elle rappelle un moyen curatif employé autrefois, recommandé avec ardeur par des chirurgiens distingués de notre époque, et à l'aide duquel la chirurgie se propose de traiter efficacement et rapidement des affections fréquentes, fâcheuses, et quelquefois des plus difficiles à guérir par les moyens réputés les meilleurs.

Dans tous les siècles, on a pensé que lorsqu'un os est fracturé, les fragments osseux doivent être maintenus en rapport pour que la consolidation ait lieu; or la consolidation d'une partie, c'est le résultat d'un travail par suite duquel une substance organique s'épanche à l'extrémité du fragment osseux, et éprouve plusieurs transformations jusqu'à son entière réunion. On comprend donc que l'accomplissement de ce travail sera d'autant plus facile, d'autant plus rapide, que la partie fracturée sera maintenue dans un repos plus parfait. Qui ne voit déjà que, toutes choses égales d'ailleurs, un appareil qui n'est pas ou qui n'est que rarement renouvelé, depuis son application première jusqu'à la guérison complète de la maladie, est celui qui présente le plus d'avantage pour assurer cette immobilité, ce repos si favorable à la consolidation du cal? Certes ces idées, qui peuvent s'appliquer à toutes les solutions de continuité, ne sont pas nouvelles; elles n'ont pas échappé aux chirurgiens de tous les temps : aussi trouvons-nous parmi eux l'origine des appareils inamovibles et des pansements rares; et tout porte à penser que si ce mode de traitement n'a pas été généralement suivi, et si nous en jugeons par ce qui se passe de nos jours, c'est qu'on craignait, comme on le craint encore aujourd'hui, le développement d'accidents graves, qui, disons-le par anticipation, dépendent assez souvent du chirurgien et non de la méthode.

L'histoire est assez riche de faits relatifs aux fractures traitées d'après le principe de l'inamovibilité; mais il n'en est plus de même pour le traitement des plaies. Les écrits du père de la médecine ne renferment aucun document qui prouve que la réunion immédiate lui était connue. Hippocrate ne provoquait la cicatrisation des plaies faites par des corps tranchants ou contondants qu'après y avoir pendant quelque temps entretenu la suppuration; il les recouvrait de substances actives, pour y déterminer sans retard la formation du pus, et prévenir ainsi l'inflammation. Quant aux plaies faites par l'art, Hippocrate n'ayant recours aux opérations et surtout à l'amputation des membres que dans des circonstances extrêmes, ordinairement dans des cas de gangrène, lorsque l'inflammation et la suppuration avaient tracé la limite entre les parties sphacélées et celles où la vie se conservait intacte, il est à croire qu'il n'aurait pas osé prévenir, par la réunion immédiate, les plaies d'une suppuration qu'il regardait comme le résultat heureux des efforts réparateurs de l'organisme; par suite, il proscrivait en général les bandages, et, de la sorte, laissait à la nature tous les frais de la cicatrice.

Il faut franchir dans l'histoire un vide de plus de

deux mille ans pour arriver à James Young qui, cherchant à prouver, contrairement aux idées reçues de son temps, la possibilité de la guérison du moignon sans exfoliation de l'os, se constitue le défenseur de de la réunion immédiate. Nous devons dire, du reste, qu'il en avait puisé l'idée première dans la pratique ou les écrits d'un habile chirurgien son contemporain, Lowdham d'Exeter. Young établit en principe que la guérison était souvent obtenue en trois semaines, par la réunion primitive; que cette méthode était beaucoup plus expéditive en n'exigeant pas le quart du temps ordinaire, et qu'il n'y avait ni suppuration, ni exfoliation... que la plaie était moins exposée aux injures de l'air, etc... Il était naturel que des idées aussi nouvelles rencontrassent beaucoup d'antagonistes. Ces idées d'ailleurs avaient été en partie émises 1,500 ans auparavant par Celse, qui recommandait de conserver assez de peau pour recouvrir l'os et mettre les lèvres de la plaie dans un contact immédiat par la suture ou autres moyens, selon le cas. Au milieu des disputes qui s'élevèrent vers la fin du XVIIe siècle, parmi les hommes de l'art, Sharp proposa, comme moyen efficace, de réunir la plaie comme on le faisait autrefois, c'est-à-dire d'en assurer le contact permanent par la suture.

Galien, au livre IV : *De la composition des medicaments*, ch. 4, ordonne de ne panser les ulcères que de trois en trois jours. Il confesse tenir cette méthode d'Asclépiade, et je m'étonne beaucoup, dit Belloste, qu'une semblable opinion ait trouvé si peu de partisans puisqu'elle est si commode aux chirurgiens et si avantageuse aux blessés.

Fabrice d'Aquapendente, pag. 1, liv. II, ch. 7, en discourant de la manière de conserver la substance de la partie blessée dans les plaies simples, dit et redit qu'il suffit de lever l'appareil de trois ou de quatre en quatre jours, appuyé de l'autorité de Galien sur la guérison des ulcères sanieux.

Il est certain, ajoute encore Belloste, que moins vous pansez une plaie, moins il s'y fait d'humeur excrémentitielle; le remède a le temps de communiquer la vertu aux parties où il est appliqué. La conduite que la nature tient dans la réunion de la fracture nous doit servir d'exemple dans la guérison des plaies. Le calus qu'elle engendre est capable de rejoindre et d'affermir les os rompus, pourvu qu'elle ne soit pas détournée par des pansements fréquents ou par des agitations indiscrètes : pourquoi le suc qu'elle pousse d'elle-même et sans notre aide aux extrémités des parties molles qui ont été désunies n'aurait-il pas la propriété de les réparer et de les faire reprendre quand on ne vient point interrompre ou troubler cette opération nouvelle ?

Plus loin, après avoir parlé des inconvénients des pansements fréquents, et des efforts qu'on fait pour chercher les esquilles, les corps étrangers, il s'écrie : Quel abus, ciel !... de ravager ainsi les plaies ! La nature détache bien les balles enclavées dans les os, elle fait pareillement sortir les esquilles et les conduit aux orifices des plaies même cicatrisées depuis longtemps. Toutefois il est bon de dire que cette méthode de ne panser les plaies que rarement ne doit être mise en usage que lorsqu'on a tout à fait supprimél es tentes et les dilatants.

Je me souviens qu'étant à Rome en 1678, un petit livre italien me tomba entre les mains : il était de la composition du chirurgien principal de l'hôpital du Saint-Esprit, dont le nom est échappé à ma mémoire, il parlait simplement des plaies de tête; il prouvait par de bonnes raisons qu'elles ne devaient être pansées que de quatre en quatre jours et quelquefois moins fréquemment; encore ne voulait-il pas qu'on les découvrît tout à fait, car il ordonnait qu'on tînt dessus une toile de crespe, comme il se pratique encore aujourd'hui pour le pansement des brûlures (1).

Cependant à une époque déjà plus rapprochée, Alanson, dont le but principal était de s'opposer à la saillie de l'os, et d'obtenir promptement sa guérison après l'amputation de la cuisse, se livra à une série de recherches qui l'engagèrent à toujours essayer la réunion primitive.

---

(1) Belloste, *Chirurgien d'hôpital*, 1716, 3e édit., vol. in-12, page 74 à 85. Chapitre *du pansement rare des plaies*.

Déjà Hunter avait mis au jour un savant traité dans lequel il s'occupa spécialement de la réunion immédiate et des diverses applications qu'on peut en faire, lorsqu'en 1796 parut, avec non moins d'éclat, le *Traité des plaies*, par J. Bell. Cet auteur eut surtout le mérite de bien pénétrer le mécanisme de la réunion immédiate, et d'indiquer parfaitement la plupart des circonstances qui peuvent la favoriser ou la faire échouer.

Desault, en 1783, exposait à ses nombreux élèves les principes de la réunion; à cette époque, le savant Sabatier ne resta pas étranger à la question qui commençait à s'agiter en France, et déjà depuis longtemps favorablement résolue par les chirurgiens anglais.

Le vénérable professeur Dubois, dont les savantes leçons appelaient, au commencement de ce siècle, un si grand nombre de chirurgiens à Paris, faisait ressortir dans ses cours les avantages de la réunion immédiate. Richerand dit qu'il en obtint des succès non moins nombreux que les chirurgiens anglais.

On voit combien jusqu'à cette époque les idées des chirurgiens français sont demeurées incertaines et vagues sur les avantages de la réunion immédiate, quoique depuis longtemps l'accord unanime des Anglais à cet égard semblât avoir définitivement résolu la question. A peine, il faut l'avouer, trouve-t-on en France quelques écrivains qui, au milieu d'antagonistes nombreux et toujours renaissants, aient plaidé la cause de la réunion avec persévérance et talent. Mais depuis elle a trouvé de dignes défenseurs dans MM. Maunoir, Delpech, Roux, qui dans divers endroits de leurs ouvrages ont traité la question sous tous les points. Plus récemment encore, M. Serres de Montpellier lui a consacré un traité *ex professo* aussi riche de faits que fort de logique.

On sera peut-être étonné de voir, dans le sujet que nous avons traiter, un aperçu sur l'histoire de la réunion immédiate. Cet étonnement cessera bien vite, si l'on réfléchit que la réunion immédiate et l'inamovibilité se touchent de si près qu'on ne peut les séparer, que la réunion immédiate n'est que le commencement d'un pansement inamovible, et que le principe d'inamovibilité ne peut subsister sans réunion immédiate. C'est donc la réunion immédiate qui a donné l'idée des appareils inamovibles, et c'est à son tour le principe de l'inamovibilité qui donnera plus de valeur à la réunion immédiate. Il est donc évident que l'histoire de ces deux points de chirurgie est inséparable, et si les auteurs anciens ne nous ont rien offert qui mérite d'être mentionné, sur les appareils inamovibles appliqués aux plaies, c'est que, dans l'enfance de l'art, les moyens insuffisants et grossiers pour suspendre le cours du sang dans les opérations, devenaient la cause fréquente d'hémorrhagies secondaires qui nécessitaient la levée de l'appareil peu de temps après son application, afin d'arrêter le cours du sang par les caustiques et le tamponnement. Aussi n'avons-nous pas besoin de dire combien étaient funestes les suites des opérations, combien était rare et difficile à obtenir la cicatrisation des plaies ainsi désorganisées; mais plus tard, lorsque la ligature des artères fut perfectionnée, qu'on n'eut plus à craindre de voir l'hémorrhagie survenir après les grandes opérations, la plupart des chirurgiens furent encore, pour ainsi dire, machinalement portés à lever la totalité ou une plus ou moins grande partie du pansement à une époque très-rapprochée de l'opération, le plus souvent avant le quatrième ou cinquième jour. Nous avons nous-même entendu quelques-uns de nos chirurgiens les plus célèbres, discuter longuement s'il est plus convenable de lever les pièces extérieures de l'appareil le lendemain de l'opération, ou d'attendre au quatrième ou cinquième jour avant de le renouveler. Cette opinion nous semble s'être jusqu'ici conservée dans la pratique, pour ainsi dire, avec le caractère des préjugés, et nous paraît tenir à ce qu'on n'a jamais attentivement suivi la marche de la cicatrisation, pendant qu'on s'est formé des idées singulièrement exagérées sur les propriétés nuisibles du pus et les dangers de son contact prolongé avec la plaie. — Disons ici que c'est surtout aux belles recherches du baron Larrey, que nous devons d'avoir vu M. Hippolyte Larrey, Maréchal et de nombreux chirurgiens-militaires, faire l'essai de la levée tardive du premier appareil dans les cas de réunion immédiate, après les grandes opérations, et dans presque toutes les plaies.

Les chirurgiens sont loin d'avoir étudié avec une attention convenable ce point de chirurgie; il est même à regretter que parmi les grands maîtres qui ont fait époque dans la science, un trop petit nombre ait cherché à saisir le véritable rapport sous lequel il convient d'examiner la grave question du traitement et de la cicatrisation des plaies par les pansements rares. En France, ce n'est guère que de nos jours qu'on en a senti toute l'importance, et ce n'est que depuis un petit nombre d'années que quelques esprits se sont spécialement attachés à approfondir ce point de doctrine qui se rattache de si près aux résultats qu'on obtient dans la pratique. Toutefois, les nombreuses conditions que l'on doit obtenir dans le pansement des plaies, pour assurer le succès de la réunion immédiate, sont sans doute une des principales causes de dissidence qui règne encore sur la préférence à donner à des méthodes souvent opposées. Il ne faut pas se dissimuler que les auteurs craintifs, imbus de la pratique et des notions d'un autre âge, et d'une conversion toujours difficile à des idées nouvelles, ont souvent repoussé sans examen, et comme inexacts et insuffisants, des faits nombreux qu'une expérience longue et variée semblait avoir irrévocablement établis. Au milieu de ces controverses, la vérité dépouillée, pour ainsi dire, de son caractère, ne conserve plus qu'un bien faible ascendant; et trop souvent, après de longues oscillations, elle demeure longtemps éclipsée, jusqu'à ce qu'on la fasse de nouveau revivre dans tout son jour. Ces vérités, l'histoire de l'inamovibilité dans le pansement des affections chirurgicales ne les confirme que trop souvent; quoi qu'il en soit, nous allons tâcher d'établir la préférence que nous semble mériter l'inamovibilité ou, autrement dit, les pansements rares sur les pansements fréquents, et démontrer l'avantage qu'il y a pour la réunion immédiate, de ne lever que tard le premier appareil. Mais, avant d'entrer dans aucune considération à ce sujet, continuons l'histoire de l'inamovibilité au traitement des fractures.

Nous avons dit que l'emploi des appareils inamovibles n'appartient pas à notre époque, et en effet, si nous ne trouvons pas dans Hippocrate tous les éléments d'un appareil complet de ce genre, nous y trouvons au moins l'idée de l'inamovibilité. Il ne sera pas, nous croyons, hors de propos d'exposer brièvement les idées d'Hippocrate sur le traitement des fractures; nous laisserons parler Hippocrate lui-même. (Nous employons, à défaut de mieux, la traduction de Gardeil). En faisant l'application du bandage, on commence sur l'endroit malade sans appuyer, ni serrer guère. Après deux ou trois tours, on dirige la bande vers le haut, en serrant davantage, pour empêcher l'affluence du sang, et on arrête la première bande qui doit être courte; on en a une seconde qu'on commence pareillement de rouler à l'endroit de la fracture; après y avoir fait un tour, on la dirige vers le bas et on la serre moins que la première ; on lui fait parcourir plus d'espace pour aller se terminer où la première a fini. On met ensuite des compresses légèrement enduites de quelque cérat, propre à les tenir adhérentes et assujetties ; on les recouvre enfin d'autres bandes, commençant par le bas et faisant plus de tours de bas en haut que du haut vers le bas.... Et plus loin il ajoute : Quand il y a des fanons, si les parties sont un peu charnues, et s'il n'y a ni plaie ni démangeaisons, on laisse le bandage sans le délier, jusqu'au vingtième jour. Quand il y a des raisons pour cela, l'on délie l'appareil dans le milieu et l'on fixe de nouveau les fanons. Ayez attention *que le bandage*, la *situation de la partie*, *sa figure*, *restent toujours les mêmes*. Ce qui précède se rapporte aux fractures simples. Les fractures compliquées demandent quelques modifications.

Dans le cas où les complications ne consistent que dans une plaie ajoutée à la fracture, on se conduit en tout à peu près de même que s'il n'y avait pas de plaie, sinon en ce que le bandage doit être un peu moins serré ; quand tout va bien, l'on voit l'endroit de la plaie perdre continuellement de son enflure.

Il est facile de voir, d'après ces passages, qu'Hippocrate traitait les fractures simples à l'aide d'un appareil inamovible, que dans les fractures compliquées il recouvrait la plaie, et que de plus, pour maintenir son appareil, il faisait usage d'un cérat qui assujettissait les bandes et les faisait adhérer. On trouve donc dans Hippocrate l'idée de l'inamovibilité, une matière solidifiante. D'un autre côté, d'après un passage de Paul d'Égine, M. Malgaigne nous apprend encore (thèse de concours, 1841) que les attelles dont se servait le médecin de Cos formaient une sorte de grillage dont on enveloppait le membre, et qui se rapproche de nos appareils inamovibles actuels. Suivant la remarque de l'auteur que nous venons de citer, Hippocrate se servait encore de bandes de cuir, collées sur la peau à l'aide de la gomme, pour les fractures de la mâchoire inférieure, et de pâte de farine collante qu'il conseille pour les fractures du nez.

Nous lisons encore dans une excellente thèse de M. Tardieu (de Nancy) sur ce sujet (thèse de Paris, 1844), qu'il existait du temps d'Hippocrate des chirurgiens qui avaient adopté la méthode de laisser la plaie à découvert dans les cas de fracture compliquée. Hippocrate en fait mention et désapprouve complétement leur conduite; il prétend que la partie étant comprimée au-dessus et au-dessous de la plaie, il en résulte pour celle-ci un engorgement inflammatoire fâcheux; il préférait donc envelopper la plaie en même temps que la fracture. On ne peut s'expliquer la proscription dont Hippocrate a frappé les appareils fenêtrés, qu'en supposant l'oubli complet des règles prescrites par le sens commun chez ceux qui les employaient.

Après avoir donné sur la chirurgie d'Hippocrate, relative au point qui nous occupe, des détails assez étendus, quoique bien insuffisants, l'histoire de cette partie de l'art, jusqu'aux temps modernes, sera bien courte, puisque nous n'aurons à y faire entrer que les remarques de quelques chirurgiens, en assez petit nombre, qui s'occupèrent des fractures d'une manière spéciale.

Celse, qui écrivait au commencement du premier siècle, est l'auteur le plus ancien et le seul de cette époque qui nous fasse connaître les travaux de l'école d'Alexandrie; encore l'écrivain romain se borne-t-il à exposer les connaissances acquises de son temps sur les divers points de la science, sans indiquer la part de chacun à ses progrès; nous ignorons donc le point de départ et la succession des travaux relatifs aux fractures, ainsi que le nom des hommes auxquels on en est redevable. Sans dire d'où il tire ses documents, Celse décrit avec détail une gouttière munie d'une semelle, qu'on employait pour les fractures de la jambe et de la cuisse, et qui, selon les cas, présentait des dimensions différentes : elle allait de la plante du pied au jarret pour la jambe, et pour la cuisse elle montait jusqu'à la hanche, qui était elle-même embrassée, dans le cas de fracture placée au voisinage de la tête du fémur. Cette gouttière offrait une ouverture en-dessous pour l'écoulement des humeurs. Celse ne dit pas de quelle substance était composée cette gouttière (1). Dans d'autres endroits du même livre, Celse donne encore quelques détails qui semblent se rapporter à l'appareil inamovible, il fait mention du blanc d'œuf.

Après Celse, les médecins, livrés presque entièrement aux moyens empiriques, suivirent probablement les principes posés par Hippocrate et par Celse lui-même.

On ne trouve rien dans Soranus, qui a publié vingt-trois aphorismes sur les fractures, pas plus que dans Gallien, qui développe le texte d'Hippocrate avec beaucoup de prolixité dans ses commentaires (2).

Passons à un autre auteur. Paul d'Égine, qui écrivait au VIIe siècle, et qui ferme l'histoire de la chirurgie chez les anciens, ne dit rien qui ne se trouve dans Celse et Aétius. Il parle des pansements réitérés, il les adopte en admettant toutefois que, passé le septième jour, ces pansements doivent devenir plus rares ; mais il nous apprend aussi que déjà de son temps quelques chirurgiens avaient retranché de la thérapeutique des fractures, les sept jours de pansement simple proposés par Hippocrate. « Les modernes, dit-il, après le bandage, appliquent immédiatement les attelles, pour conserver au membre la forme restituée par la coapta-

---

(1) Celse, liv. VIII, sect. X.
(2) *Methodus medendi*, lib. VI.

tion, les serrant selon le degré de sensibilité et d'inflammation de la partie. M. Malgaigne (*loco cit.*, pag. 20) dit, à propos de ce passage, c'est bien là la doctrine des appareils inamovibles telle qu'elle est professée de nos jours, et telle que nous aurons à la juger plus tard.

Les Arabes, chez qui s'étaient réfugiés les arts et les sciences pendant les ténèbres du moyen-âge, ont traité assez longuement des maladies des os, et leur époque n'est pas absolument stérile, pour le point d'histoire que nous étudions.

Rhazès est le premier auteur qui ait parlé de l'application des mélanges solidifiants à d'autres fractures qu'à celle du nez et de la mâchoire : il parle de sel, de riz broyé et de blanc d'œuf, mais sans donner aucun détail sur la manière de les appliquer. Selon M. Malgaigne (*loc. cit.*, pag. 25), il recouvrait au préalable la peau d'une bande roulée à deux globes ; du reste, il désapprouve la pratique des chirurgiens de son temps, qui appliquaient directement les mélanges solidifiants sur la peau et dès le premier jour : il resta fidèle, sous ce dernier rapport, aux principes d'Hippocrate, et prescrivit de n'enlever l'appareil définitif qu'après l'entière guérison. (Rhazès, *Totum continens*, lib. XXIX).

Albugérig, dont les idées sont consignées dans Rhazès, conseille la gomme pour les fractures ; il vante en outre la mumie, espèce de bitume naturel, que

M. Malgaigne recommande de ne pas confondre avec la mumie égyptienne; enfin il parle du plâtre et de la chaux éteinte : « Voilà, comme le remarque M. Malgaigne, l'origine de l'appareil de plâtre qu'Eaton, sur la fin du XVIIIe siècle, retrouve encore en vigueur à Bassora, aux lieux mêmes où Rhazès avait exercé et où il avait vu la pratique et lu les ouvrages d'Albugérig (*loco cit.*, pag. 24). »

Athuriscus, qui se trouve cité dans le livre de Rhazès, parle d'une pâte faite avec de la chaux, obtenue par la cuisson de certaines coquilles et le mucus des coquillages mêmes. « Son appareil devient dur comme pierre, dit-il, et on n'aura besoin de l'enlever qu'après l'entière guérison. » (Malg., p. 25.) Nous n'omettrons pas de dire que les fanons et les attelles étaient employées conjointement avec les mélanges solidifiants dont nous venons de parler.

Nous citerons en passant Avicenne, qui écrivait au commencement du XIe siècle; il engage bien à laisser l'appareil appliqué, s'il n'est pas nuisible, mais en général il conseille le renouvellement de l'appareil tous les cinq jours. Ainsi on lit dans le livre IV, p. 180 (1), le passage suivant : « *Et si fuerit tibi pos-*

---

(1) Avicinus; Venise, 1664.

sibile ut retineas hastellas et non solveas eas usque ad. xx *non erit nocibile...* » Il termine par ces mots : « *Non ergo festines, sed tarda.* » Dans un autre endroit, Avicenne parle des appareils fenêtrés et de la méthode d'Hippocrate, pour les fractures compliquées de plaies.

Albucasis admet dans son ouvrage à peu près les mêmes préceptes que Rhazès ; il décrit de nombreuses formules d'emplâtres pour les fractures, parmi lesquelles on remarque celle-ci : *Sumatur nimirum de pulvere molendini, is est medulla farinæ quæ adheret ad parietes molendini, quando moventur lapides molares, is in massam sicut est, cum cribratione, reducatur cum ovi albumine, et fiat massa non spissa, neque subtilis, deinu urpetur.* Suit la description des autres emplâtres à restaurer les fractures, les luxations et les dislocations (Albucas, page 523, 1778).

Lorsqu'il parle des fractures en général, il pose la règle suivante, pour les cas où il ne survient pas d'accident après l'application de l'appareil : « *Profecto per dies aliquos plures ne solvantur* (ligamina). » Plus loin : « *Quod si in membro nihil horum quæ memoravimus acciderit, profecto non solvas illud (emplastrum) nisi post dies tres, vel quatuor, vel quinque, vel septem ; aliquando sinas illud ad dies usque vigenti, hæc omnia erunt pro ratione qua tibi apparuerit membri status uti diximus* (pag. 525). »

A l'occasion des fractures du nez, le même auteur dit : « *Et si non in eo accidat tumor calidus, oportebit ut externo emplàstro obducas ex pulvere similæ, et pulvere thuris cum albumine ovi jam-subactis, dein super illud ponas stupam lenem, neque liges nasum aliqua re omnino* (p. 543). » Au sujet de la fracture de la mâchoire, il s'exprime ainsi : « *Nec solvas illud* (emplastrum) *donec sanetur* (p. 547). » Et dans le chapitre qui concerne les fractures de la clavicule, il ajoute : « *Et ne solvas ligamen, nisi in loco acciderit vel a pruritu, vel a tumore symptoma, ad dies duodecem; tum renoves emplastra, si id videris necessarium augeas que stricturam* (p. 551). » Je dois signaler aussi l'emploi des étoupes comme appartenant à la pratique des Arabes.

Dans l'intervalle qui sépare le XIIe siècle du XVIe, la chirurgie en occident ne fit en quelque sorte que se traîner sur les pas des Arabes. Pendant cette époque, l'emploi des appareils solidifiés était en grande faveur ; néanmoins, nous devons dire qu'on trouve dans les auteurs du moyen-âge, des préceptes encore plus vagues que ceux des Arabes, quant à ce qui a rapport à l'époque de l'enlèvement de l'appareil.

Guy de Chauliac, le représentant fidèle de cette époque chirurgicale, décrit les divers appareils usités de son temps, il prescrit de laisser une ouverture à l'appareil dans le point qui correspond à la fracture ; et s'exprime ainsi à ce sujet : « *La fracture aussi qui est avec plaie et deschirure est malaisée, car il y faut laisser un trou pour panser la plaie, et les bandes et les attelles y défaillent, par quoi le membre ne peut être bien retenu en son égalisation».* Ce passage nous fait connaître l'adoption de l'appareil fenêtré, et cependant il ne l'admet que comme une nécessité fâcheuse pour la fracture (1).

Guy de Chauliac parle aussi de la pratique de Roger de Parme et de Lanfranc, qui consistait en étoupade plongée dans du blanc d'œuf, et de plus il explique pour quel motif cet appareil est levé le douzième ou quinzième jour. *L'appareil est renouvelé,* dit-il, le douzième et le quinzième jour, quand la matière du cal commence à venir.

Dans Théodoric (liv. II), après la description d'un appareil fait avec du blanc d'œuf et les étoupes, on remarque la règle suivante : «*Et prima ligatura usque ad diem decimun quartum relinquatur vel usque ad vicesimum, nisi dolor nimius superveniat*, etc. Ce chirurgien termine ce passage en rappelant que telle est la pratique de Hugues : « *Prædicta omnia sunt secundum modum domini Hugo valde commendabilem et expertum* ». Du reste, la pratique de Hugues pour les fractures compliquées de plaies, n'était pas suivie par tous les chirurgiens; c'est ce que prouve le passage suivant de Théodoric : « *Quia multi medi-*

---

(1) Chir. de Guy de Chauliac. Ed. par Joubert.

corum non consueverunt istum modum et abhorrent eum et viam veterum magis sequi desiderant, volentes in parte ista sapientibus et insipientibus fieri debitores, viam etiam veterum omni resecato errore exponimus in hoc libro ; est autem via eorum sic...» Suit la description de l'appareil fenêtré.

Brunus est un champion prononcé de l'appareil inamovible, et dit en parlant des fractures avec plaie : « *Et tunc oportet vulnus discoopertum remanere....* » Il regarde comme un bon emplâtre pour les fractures celui qui est fait avec un mélange de farine et de blanc d'œuf (1). Roland parle aussi du blanc d'œuf et approuve complétement l'appareil fenêtré (2). Il en est de même de Lanfranc, qui décrit un appareil composé avec des étoupes et du blanc d'œuf (3). Dans un autre endroit de son ouvrage (Tract. IV, cap. 1), il donne le précepte suivant, et il est d'une grande importance : « *Si cum fracturâ ossis esset magna carnis concussio, tum nullo modo membrum liges, donec illa concussio fuerit penitus confirmata cum oleo*, etc...

Jean de Vigo, selon M. Malgaigne, ne fit que reproduire la doctrine des Arabistes : au livre 4 (*De fracturis*), il énumère toutes les parties nécessaires

(1) *Bruni longoburgensis chirurgia magna*, lib. I.
(2) *Libellus de chirurgia Rolandi*, lib. III.
(3) *Chirurgia parva magistri Lanfranci mediolanensis*, c. 14.

pour construire un appareil, et l'on remarque dans cet énoncé les étoupes et le blanc d'œuf; il désire qu'on renouvelle l'appareil tous les dix jours. Pour les fractures compliquées de plaies, il se servait de l'appareil fenêtré.

Cette partie de la thérapeutique chirurgicale ne fit aucun progrès jusqu'à la fin du XVIIIe siècle, on suivait aveuglément les préceptes des anciens que nous avaient légués Paul d'Egine et les Arabes; aussi n'avons nous rien à dire de Fabrice d'Aquapendente, qui admettait l'appareil renouvelé comme une sorte de nécessité. Ambroise Paré, dont les préceptes eurent une influence si puissante qu'elle ne peut être comparée qu'à celle d'Hippocrate, emploie et conseille les appareils renouvelés. Cependant il admet des exceptions pour les fractures de la cuisse; voici comment il s'exprime : « S'il n'y avait aucun accident, je serais bien d'avis que ce fut le plus tard que possible; car, si les bords de l'os fracturé sont ébranlés et remués, cela empêche l'agglutination du callus; car, ainsi que l'on joint les pièces de bois avec de la colle, ou les potiers d'estain leurs pots, ainsi nature cimente les os rompus avec le callus, de façon qu'ils ont grand besoin (pendant que le callus se fait) de demeurer à repos, ou autrement la matière du callus se fend et ne s'agglutine point. » (A. Paré, liv. 15, chap. 20). Nous dirons avec M. Tardieu, que ce passage est assez clair pour que tout commentaire soit inutile; il en résulte que c'est à l'imperfection des bandages inamovibles ou bien à des craintes quelquefois chimériques, qu'est dû l'abandon de cet appareil. Cependant, il résulte des recherches de M. Malgaigne que Paré les conseillait dans ses premiers ouvrages, et que ce ne fut qu'en 1560 qu'il se rangea de l'avis de ceux qui les rejetaient. Du reste, on remarque dans les œuvres d'Ambroise Paré (chap. 20) le passage suivant : « On y appliquera (pour aider l'agglutination du callus) un emplâtre fait de blanc d'œuf battu avec poudre de roses rouges et farine de froment, et autres emplâtres catagmatiques qui seront cy-après escrites à la fracture d'une jambe rompue. » Au chapitre 6 du même livre 15, il parle d'un mélange dans lequel entre le blanc d'œuf et qui est applicable aux fractures du nez. « Ce mélange a puissance de répercuter et réprimer la fluxion, astreindre, tarir et dessécher l'humeur à défluée, et aider à tenir les os en leur place. » C'est le même mélange qu'il conseille pour la mâchoire inférieure, et il l'indique comme pouvant convenir à la fracture de la clavicule.

Presque tous les chirurgiens qui suivirent Ambroise Paré imitèrent sa pratique et mirent de côté l'inamovibilité; cependant, de temps à autre, l'appareil inamovible trouva encore des défenseurs qui cherchèrent à fixer l'attention de leurs contemporains sur son utilité pratique.

L'on trouve dans l'*Enchiridion chirurgicum Chalmethei* (1) un passage dans lequel il donne la formule

(1) Liv. IV, page 401. Lyon 1668.

de la matière solidifiante qu'il employait, décrit la manière de l'appliquer; après quoi il ajoute, pour le cas où il n'y a pas de douleur et où la fracture est bien remise : « *Debent et ligamenta et ferulæ in diem quintum-decimum sic permanere*; puis il conseille de replacer, au bout des quatorze jours, l'appareil pendant une semaine, et enfin d'appliquer l'emplâtre *oxycroceum* à la fin du traitement et après avoir tout enlevé. Il parle en outre de la méthode d'Hippocrate et dit qu'il préfère à cette méthode l'appareil fenêtré, *ut remaneat ulceris locus apertus*.

Plus tard encore, Belloste partagea l'opinion de ceux qui admettaient la nécessité des appareils inamovibles : il rapporte (1) l'observation d'un soldat nommé Latulipe qui fut traité et guéri par l'appareil inamovible. On lit encore dans cet ouvrage un passage dans lequel il conseille l'appareil inamovible, comme méthode générale : « La méthode d'Hippocrate est de lever l'appareil trois jours après son application ; plusieurs attendent le septième, et moi le plus tard qu'il m'est possible. L'expérience m'a fait connaître qu'il est plus avantageux pour le blessé de n'y point toucher que le callus ne soit entièrement formé ; à moins que les bandes ne soient lâchées ou qu'il ne soit arrivé quelque désordre imprévu, comme prurit, douleur, et agitation de la partie malade. Je pourrais citer un grand

---

(1) *Le Chirurgien d'hôpital*, Paris, 1705, 2e édit., page 339.

nombre de soldats sortis de cet hôpital et guéris de fractures simples de toutes espèces suivant cette méthode; mais la relation de la cure qui suit doit suffire. Ici se trouve l'histoire de Latulipe, soldat du régiment de Condé; elle mérite d'être rapportée à cause des détails d'application qu'elle contient. Il s'agit d'une frcture: « accompagnée de fracas au fémur droit, à peu près en sa partie moyenne... Aussitôt qu'il eût été mis entre mes mains, dit Belloste, je fis une extension vigoureuse de la partie, je réduisis la fracture, et j'appliquai un linge trempé dans un œuf entier battu avec un peu d'huile rosat et une petite quantité de bon vinaigre; je mis par dessus quelques compresses, trois ou quatre bandes assez longues, quelques attelles de carton, le tout posé dans une gouttière pareillement en carton, et par dessus tout cela, les fanons et tout ce qui les accompagne... Il demeura ainsi, sans qu'on y touchât, vingt jours entiers, au bout duquel temps je trouvai la partie fort droite et dans la disposition naturelle. » Ce soldat ne fut pansé que trois fois en soixante jours.

A la page 343 de son livre, Belloste vante aussi sa méthode pour les fractures compliquées; il parle de l'action de l'air sur les plaies et en conclut qu'il est bon de les couvrir en même temps que la fracture elle-même; la nature, dit-il, agissant avec la liberté, produit des effets qui nous surprennent et que nous aurions crus impossibles.

Après Belloste, qui doit être considéré comme le

partisan le plus prononcé de l'inamovibilité dans les fractures simples ou compliquées, vient Moscoti, qui a attaché son nom à l'étoupade qu'il a employée dans quelques cas seulement. Mais à partir de l'époque où parut le mémoire de ce chirurgien, dit M. Tardieu, l'appareil inamovible tomba dans le plus grand discrédit, et fut abandonné par l'immense majorité des chirurgiens du XVIIIe siècle.

En 1734, Lecat publia un mémoire dans lequel il dit, avec vérité, qu'il est contradictoire à l'indication curative des plaies en général, de renouveler souvent le pansement des parties, qui doivent être contenues dans une situation convenable. Ce principe général trouve une juste application au traitement des fractures. Ne serait-ce pas à l'occasion de ce mémoire, que Moscati, contemporain de Lecat, reconnaissant déjà l'insuffisance des bandages ordinaires dans la fracture du col de l'humérus, aurait pensé à des moyens meilleurs et basés sur ce principe (1)? Ledran suivit l'exemple de Moscati et ne retira pas de moins bons résultats de sa pratique. Ni l'un ni l'autre de ces chirurgiens ne chercha à généraliser cette méthode, qui tomba presque entièrement dans l'oubli, jusqu'à l'époque où Larrey, non seulement la fit revivre, mais

---

(1) Mémoire sur la fracture du col de l'humérus (Mém. de l'Acad., t. IV).

encore la généralisa, et la mit en usage dans les camps, les hôpitaux, et le pratique civile.

Les anciens, comme on l'a vu, et les chirurgiens du XVIIe siècle, avaient transmis un fond très-riche sur les fractures, mais ce fond consistait surtout en observations isolées, qui demandent des lecteurs déjà formés, et ne suffisent pas pour constituer la science et la faire avancer. J.-L. Petit mit au jour son *Traité des maladies des os*, et ses prédécesseurs furent oubliés. Il ne parle pas des appareils inamovibles, et personne n'y songea.

Duverney fit plus, il blâma vivement la pratique dangereuse des chirurgiens de campagne, qui, après avoir mêlé du bol, de la terre sigillée et d'autres astringents semblables, avec du blanc d'œuf, appliquent le tout sur une étoupade dont ils enveloppent la partie fracturée. Or, ce mélange fait une espèce de mastic qui bouche tellement les pores, et serre si fort la partie, qu'en peu de jours elle tombe ou est prête de tomber en mortification. Il n'est pas sans importance de noter que les reproches du grand anatomiste ne tombent que sur la manière vicieuse dont on appliquait la méthode.

Ravaton conseille de n'enlever l'appareil d'une fracture que le quinzième jour, à moins qu'on y soit forcé par des accidents (1).

---

(1) *Pratique moderne de la chirurgie*, t. IV, 1773.

Nous ne terminerons pas cet historique sans dire un mot de la pratique anglaise. Les chirurgiens de ce pays rejetèrent presque tous l'appareil inamovible, quelques-uns d'entre eux, cependant, conservèrent l'usage des mélanges solidifiants, ainsi qu'on peut le lire dans Bromfield (1); dans un autre auteur (Aitkey, 1740) on trouve aussi décrit un appareil en fer blanc, qu'il employait pour les fractures de la cuisse.

En 1776, Guillaume Sharp communiqua à la Société royale de Londres une nouvelle méthode de traiter les fractures de jambe, et à laquelle il attribuait de nombreux succès. Il faisait cet appareil avec du carton préparé et moulé à la colle, de manière à embrasser le membre qu'il entourait d'étoupes, de laine et de coton cardé, et qu'il maintenait avec de larges courroies (*Ann. médicales belges*, 30 juillet 1843).

M. Tardieu parle encore d'un appareil de Goock, espèce d'étui, dans lequel il mettait les fractures simples ou compliquées de jambe (2). Enfin nous trouvons encore dans la thèse remarquable de M. Tardieu, où nous avons souvent puisé, et que nous avons déjà citée nombre de fois, un passage remarquable qui enlève encore à notre époque la découverte d'une application de l'appareil inamovible, c'est-à-dire le traitement des difformités à l'aide de cet appareil (page 31).

---

(1) Chir. obs., tom. 2, 1773.

(2) Goock, 1767, page 301. Thèse de Tardieu, 1844.

Cheselden dit (1) : « Les enfants naissent quelquefois ayant leurs pieds tournés en dedans ; dans ce cas, la plante du pied est tournée en haut, alors les os du tarse sont modifiés. J'ai eu connaissance de la guérison de ces infirmités par M. Presgrove, rebouteur de profession, à Westminster ; je lui ai adressé des malades, ne sachant pas moi-même comment les guérir. Il mettait le pied dans une position normale, autant que possible, et l'entourait avec des bandes d'emplâtre collant, qu'il renouvelait de temps à autre, jusqu'à ce que le membre fût dans une position naturelle... Ayant eu depuis un autre cas, j'ai mis en pratique un autre traitement que je tenais de M. Cowper, rebouteur à Leycester, lequel me traita pour une fracture du coude, alors que j'étais enfant. Il consistait à mettre le membre dans une position naturelle, et à l'envelopper avec des compresses imbibées dans un mélange de blanc d'œuf et de farine de froment ; le bandage en séchant se durcit et conserve le membre dans une bonne position : je pense qu'il contient le membre sans le secours d'autres moyens, et qu'il est très-utile. Toutes les fois que je l'ai employé dans les pieds-bots, j'enveloppais le membre, à partir du genou jusqu'aux orteils, et je faisais sécher l'appareil dans une bonne position, jusqu'à ce qu'il se durcît : je le renouvelais ensuite tous les quinze jours.

---

(1) *Anatomie*, 1768, page 37 et 38

Comme le fait judicieusement observer M. Tardieu, ce paragraphe est doublement intéressant, parce qu'il contient la seule approbation que l'on ait accordée à l'appareil inamovible au XVIIIe siècle, et de plus, il fait voir qu'en Angleterre on était moins exclusif et moins sévère qu'en France, puisque Cheselden adoptait un mode de traitement que lui avaient indiqué deux rebouteurs de profession; d'ailleurs, c'est peut-être à des rebouteurs que nous sommes redevables aujourd'hui des appareils inamovibles; ces médicastres sans aveu se sont succédé d'âge en âge, et de nos jours encore ils ne sont pas très-rares. Parcourez les Alpes, la la Savoie, la Suisse, l'Alsace, les Vosges, et vous en trouverez plusieurs : ainsi, au rapport de Percy et Foderé, il existe encore dans les Vosges une famille de rebouteurs appelée les *Valdajos*, qui, depuis plus de deux siècles, se sont transmis de père en fils le secret de traiter les fractures et les luxations. Mais, chose plus étonnante, c'est qu'ils obtiennent à peu près constamment du succès, et que leur modestie égale leur célébrité. Terminons cette note additionnelle à notre sujet, ajoute M. H. Larrey, auquel nous empruntons ces détails (Larrey, 1832, n° 178), par le seul fait qui doive nous intéresser, c'est que les *Valdajos* et quelques autres rebouteurs habiles, tels que les *Fleurot*, les *Jossans*, n'attribuent leur réussite dans le traitement des fractures qu'à la permanence de leurs appareils.

En terminant cet historique et avant d'énumérer les appareils inamovibles qui appartiennent à notre siècle, nous devons dire que nous avons eu souvent recours aux thèses remarquables de MM. Malgaigne et Tardieu, et avec d'autant plus de confiance et d'empressement que nous savons avec quel goût et quel intérêt le premier de ces auteurs s'occupe de l'histoire de notre art.

C'est à partir seulement du commencement du XIXe siècle qu'on voit nos connaissances devenir plus positives sur cette branche de la thérapeutique. Si, en France, pendant les premières années de ce siècle, les appareils permanents furent à peu près mis de côté, il n'en était pas ainsi chez toutes les nations; le passage suivant de Monteggia (1) démontre d'une manière positive qu'en Italie l'appareil inamovible avait reparu. « En employant les mêmes précautions, dit ce chirurgien, on pourra aussi employer le blanc d'œuf avec des étoupes ou même la pâte de plâtre. Si l'on pouvait mettre la partie fracturée et déjà réduite dans une forme exacte ou dans le plâtre, qui, sans la comprimer, suffirait pour en empêcher le moindre changement de figure, cela tiendrait exactement les os en place. On eut en effet une idée semblable en chirurgie dans l'emploi que l'on fit des étoupes et du blanc d'œuf; on faisait de larges bandes d'étoupes imbibées

---

(1) *Instit. chirurg.*, tome IV et VIII, 1814.

de blanc d'œuf battu, auquel quelquesuns ajoutaient un peu de farine de seigle et d'esprit de vin; avec ces bandes successivement appliquées, on recouvrait tout le membre, sur lequel, en séchant, elles formaient une espèce d'étui solide et capable, jusqu'à un certain point, d'empêcher les déplacements contre lesquels les autres appareils agissent moins bien. Un de nos plus illustres prédécesseurs, Moscati, employa et recommanda d'une manière spéciale cette façon d'agir. Plus loin, le même auteur dit : « Une autre invention plus singulière en ce genre a été faite par quelques anglais modernes; elle consiste à entourer tout le membre de plâtre, qui se durcit exactement et maintient fortement la partie, au point d'en permettre les mouvements. »

Assalini de Milan (1), convaincu, d'après la pratique même du célèbre Pelletan, des inconvénients de panser souvent la fracture, y a renoncé; il blâme aussi les attelles et leur substitue les fanons; il compose principalement son appareil de carton mouillé, qui, en se desséchant ensuite, acquiert une grande solidité.

Les Grecs, au dire de Pouqueville (2), se servent d'une espèce de mastic pour maintenir la fracture immobile; cette immobilité est obtenue au Brésil avec

(1) Manuale di chirurgia del cavaliere *Assalini*, etc. Milano, 1812.

(2) *Voyage en Grèce*.

des roseaux élastiques qu'on laisse en place jusqu'à la consolidation de la fracture. M. Amédée Jaubert a appris à M. Larrey fils, que les chirurgiens persans ne changent presque jamais les appareils des fractures.

La méthode des chirurgiens espagnols, qui leur a été sans doute transmise par les Maures, est à peu près semblable à celle de notre célèbre Larrey. C'est dans une thèse soutenue en 1815 à la Faculté de médecine de Paris, par le docteur Blaquière, que cette méthode des Espagnols se trouve signalée pour la première fois. Voici ce qu'il en dit : « Les Espagnols mettent en usage une méthode de traitement *pour les plaies d'armes à feu en général,* qu'ils disent exempte de beaucoup d'inconvénients, et à laquelle ils attribuent de grands avantages; elle consiste essentiellement à ne panser qu'à la nécessité absolue. Si on les croit, de grandes blessures, des amputations circulaires auraient été guéries par ce moyen en un seul pansement; ni une grande suppuration, ni sa mauvaise odeur, ni les vers qui se déposent à la surface des plaies, ne les forceraient à renouveler l'appareil, les n'y seraient déterminés que par une abondance excessive de suppuration, et par l'inflammation que le gonflement du membre et l'état du pouls leur indiquent, ainsi que les plaintes du malade.

« Ils prétendaient par ce moyen obtenir une guérison plus prompte, achetée par moins de douleurs, absolument exempte des dangers de la pourriture d'hôpital et du tétanos, et éviter une grande partie des inconvénients attachés au rassemblement d'un grand nombre de blessés dans le même endroit. »

Le docteur Roche a dit à Sanson, et il l'a répété à l'académie de médecine en 1838, avoir été témoin de l'application de cette méthode, dans un hôpital où la chirurgie était faite conjointement par des chirurgiens français et espagnols, et il a vu ces derniers guérir la plupart des fractures par armes à feu qu'ils avaient à traiter, tandis que celles qui étaient soignées par les chirurgiens français ont presque toutes été mortelles (Dict. en 15 vol., t. VIII, p. 436).

M. Sédillot a rapporté d'Afrique un appareil fort curieux qu'il avait trouvé à Constantine en 1837 et qu'il présenta à l'Académie de médecine. Il est question d'une fracture compliquée de plaie produite par une bombe sur le bras d'une femme Turque, et maintenue par un appareil inamovible formé de peau de mouton, de planchettes, de palmier et de cordages de laine, que l'on serrait avec de petits bâtonnets de roseau. M. Renoult dit, dans un rapport sur cet appareil, se rappeler parfaitement l'avoir trouvé en Égypte en 1799 dans une tribu qui habitait les Oasis (1). M. Rodichon a aussi observé chez les Arabes des environs de l'Atlas, un bandage en cuir, presque en tout

(1) *Gazette médicale*, année 1838, page 135.

semblable à l'appareil décrit par M. Sédillot, que les médecins arabes rendent tout à fait inamovible en le recouvrant d'une couche de terre glaise, qni acquiert en se desséchant la solidité du plâtre.

Le célèbre Dieffenbach de Berlin se sert actuellement d'un appareil assez singulier pour les fractures de la jambe (1). Il moule le membre dans le plâtre et le laisse en place pendant le temps nécessaire à sa consolidation; et quelle que soit la complication de la fracture, pourvu qu'elle paraisse susceptible de guérir sans inflammation. En 1835, lorsque j'étais interne dans le service de Sanson, à l'Hôtel Dieu, j'ai appliqué cet appareil, dans un cas de fracture de cuisse, chez un jeune homme entré pour une nécrose du tibia, et qui sur le point de sortir, s'était fracturé le fémur en tombant dans la salle sainte Jeanne, où il était couché.

M. H. Larrey rapporte encore qu'un des chirurgiens distingués de l'armée polonaise, M. Malez, a employé, lui a-t-on dit, avec avantage un procédé analogue à celui du professeur de Berlin.

De nos jours, plusieurs chirurgiens et surtout le célèbre Larrey et son digne fils, qui ont tant fait pour faire revivre une méthode en quelque sorte proscrite par la science au commencement de ce siècle,

---

(1) *De crucibus fractis gypso liquefacto curandis, dissertatio auct.* Muttrax, Berlin, 1831.

convaincus des avantages de l'inamovibilité dans les affections chirurgicales, n'ont pas cessé de rappeler l'attention des chirurgiens français sur l'utilité des appareils inamovibles.

Tout cet historique n'a d'intérêt pour notre sujet que parce qu'il fait connaître que le principe de l'inamovibilité remonte à la plus haute antiquité et qu'on ne peut en attribuer la découverte à aucun des auteurs dont les ouvrages sont arrivés jusqu'à nous. Il est fort probable que cette idée d'inamovibilité se présenta tout d'abord au premier chirurgien qui se vit placé en présence d'une fracture, et que si plus tard elle fut abandonnée dans la pratique, cela vint uniquement de l'imperfection des moyens employés pour l'obtenir, ou de la mauvaise application de ces moyens. Il résulte donc de nos recherches historiques, 1° que chez les anciens le traitement des fractures comprenait deux méthodes principales, l'une, celle d'Hippocrate simplifiée par quelques chirurgiens, l'autre celle des appareils renouvelés, décrite, admise par Paul d'Egine.

2° Que c'est aux Arabes surtout que nous devons l'adoption des préceptes des appareils inamovibles, les appareils fenêtrés pour les fractures compliquées de plaies; et quoique M. Malgaigne n'ait rien trouvé de bien positif à cet égard dans Rhazès, il n'en regarde pas moins comme très-probable qu'ils étaient employés au temps de ce chirurgien. Cette manière de voir devient à peu près une certitude, lorsqu'on se rappelle qu'Albucasis fut considéré comme plagiaire de Rhazès, et qu'on lit dans le premier de ces deux auteurs célèbres la phrase suivante, qui a trait aux fractures compliquées de plaies : « *Et omittas vulnus denudatum! tu nimirum incidas forfice in involucris foramen ad mensuram volucris, et summa caveas cautela, ne liges vulnus cum fractura simul... Fit ergo tua ligatio mollis, laxa, et diversa a ligatione fracturarum aliarum*. Alb. pag. 591.

Ainsi, parmi les anciens, Rhazès, Albugerig, Athuriscus et Albucasis sont à peu près les seuls qui aient conservé ce principe de l'inamovibilité dans toute sa pureté. Avicenne tombe déjà dans l'incertitude et ne prescrit rien d'absolu. Il indique les règles pour lever l'appareil au bout de quelques jours, et cependant ces mots : *non festinas sed tarda*, démontrent qu'il reconnaissait les avantages de l'immobilité permanente.

L'appareil inamovible est donc arrivé jusqu'aux Arabistes, c'est-à-dire au XIIe siècle, sans avoir éprouvé d'interruption dans son emploi, et après avoir reçu des perfectionnements notables. Il faut remarquer aussi que déjà, à cette époque, la tendance pour l'inamovibilité est moins grande, et qu'elle diminue encore à mesure que nous avançons dans l'histoire de la chirurgie, et dans les XVI et XVIIe siècles, l'appareil inamovible disparaît presque complétement devant l'influence d'Ambroise Paré, malgré quelques tentatives isolées et infructueuses pour rappeler l'usage des appareils permanents ; enfin, dans le XVIIIe siècle, l'appareil purement inamovible tombe dans le discrédit le plus grand et il n'en est pas même question.

Cependant il faut le reconnaître, s'il est vrai qu'on trouve de loin en loin dans les annales de la science quelques faits qui prouvent que l'inamovibilité n'est point une méthode moderne, il ne l'est pas moins aussi que cette pratique fut loin d'être généralisée et que, comme on l'a déjà dit avec beaucoup de raison, soit que ses partisans, pour l'époque dont nous parlons, aient fait trop peu pour la promulguer, soit qu'ils y aient eux mêmes attaché trop peu d'importance, soit qu'on ait rencontré trop d'inconvénients pour en faire usage, soit enfin qu'on l'ait jugée mauvaise et dangereuse, elle passa, pour ainsi dire, inaperçue dans le monde chirurgical, et l'on continua à se conduire comme on l'avait toujours fait auparavant.

Les choses en étaient là, lorsque Larrey s'emparant de l'idée que quelques-uns de ses devanciers avaient à peine énoncée, et, fort des nombreuses observations qu'il avait faites sur les champs de bataille où la difficulté de panser les plaies est souvent grande, à cause de la pénurie du linge, des appareils, des intruments, etc., à cause de la multitude des blessés, des marches forcées, de la poursuite de l'ennemi, Larrey, disons-nous, vint dissiper toutes les craintes, et montrer par une foule de faits bien observés, que l'inamovibilité dans les appareils à fracture et dans les pansements offre des avantages immenses sur l'ancienne méthode. Dès cette époque, la pratique chirurgicale fut vivement ébranlée; les propositions émises par Larrey et basées sur sa grande expérience, éveillèrent l'attention des chirurgiens. Beaucoup de médecins ses élèves, témoins des brillants résultats obtenus par cette méthode, l'adoptèrent avec enthousiasme, et M. H. Larrey, si digne et si capable de transmettre les idées de son père, s'efforça, dans sa thèse inaugurale, d'appeler l'attention des chirurgiens de son époque sur cette importante question. Ses efforts ont été couronnés de succès, car ils ont puissamment contribué à faire prendre rang dans la science à cette méthode.

Il est évident, d'après cela, que Larrey doit être considéré sinon comme le créateur de cette méthode, du moins comme son premier et principal propagateur parmi les chirurgiens modernes. C'est assez dire la part qui revient de droit à cet illustre chirurgien dans la question qui nous occupe. C'est lui qui a tiré cette méthode de l'oubli dans lequel elle était ; c'est lui qui a dissipé les craintes qu'elle faisait naître dans l'esprit des chirurgiens, c'est lui enfin qui l'a érigée en corps de doctrine, qui l'a généralisée et qui en a recommandé l'emploi à tous les praticiens. On peut donc dire en toute vérité, que la science est en quelque sorte redevable à Larrey de cette belle acquisition thérapeutique.

Mais pour être tout-à-fait juste, il faut reconnaître aussi que des expériences postérieures à celles de

Larrey n'ont fait que mieux démontrer l'excellence du principe scientifiquement établi par lui et par son fils. Cela est si vrai, que ce n'est guère que depuis quelques années que les appareils inamovibles ont pris une extension vraiment remarquable dans la pratique, et que sous peu, sans aucun doute, cette méthode de traitement sera universellement adoptée par les chirurgiens, non seulement pour les fractures, mais encore pour les plaies. La raison de ce mouvement progressif est tout entière dans les modifications importantes qu'ont fait subir à ces appareils beaucoup de chirurgiens actuels, et dans les conséquences éminemment pratiques qui ont résulté de ces modifications. Parmi les chirurgiens qui, dans ces dernières années, ont le plus contribué à améliorer et à faire connaître cette méthode, je dois citer particulièrement MM. Marjolin, Bérard, Velpeau, Seutin, Gerdy, Mayor, Laugier, Blandin et Malgaigne.

Origine et constitution de l'inamovibilité.

Après avoir indiqué ce qu'était l'inamovibilité à son origine, nous devons faire connaître ce qu'elle est aujourd'hui : nous sommes arrivé à une époque où, grâce aux nombreux travaux dont elle a été l'objet, elle approche assez de la perfection et présente des garanties suffisantes pour qu'on puisse la ranger au nombre des moyens thérapeutiques indispensables et d'un usage vulgaire; il nous paraît utile de nous arrêter à quelques considérations générales sur l'inamovibilité considérée sous le point de vue de son caractère spécial, de son utilité pratique, et de ses applications. Cette nouvelle méthode nous semble avoir éclairé beaucoup de points sur l'avantage de la rareté des pansements dans les solutions de continuité, quelle que soit leur nature.

L'idée qui a présidé à la construction du bandage de Larrey a été d'appliquer aux fractures la méthode qu'il suivait pour les plaies en général, c'est-à-dire celle des *pansements rares*; sa grande expérience lui avait démontré les inconvénients des ébranlements fréquents imprimés aux fragments par les mutations continuelles nécessitées par l'emploi du bandage à attelles, et d'un autre côté, les effets redoutables produits sur les surfaces suppurantes par le contact de l'air; il avait reconnu que le bandage inamovible jouissait des propriétés convenables pour empêcher ces deux grandes causes d'accidents des fractures. Si l'on ajoute à ces raisons quelques considérations relatives à la facilité introduite pour le transport des blessés, par un appareil qui maintient olidement les fragments et résiste au choc des corps extérieurs, on a ainsi l'ensemble de tous les motifs qui ont déterminé Larrey à adopter l'inamovibilité dans le traitement des fractures.

On conçoit facilement que, dirigé par ces idées,

Larrey ait posé pour principe qu'une fois son bandage appliqué, il faut le laisser en place jusqu'à la fin du traitement; car dès qu'il est bien reconnu que la sécrétion abondante du pus, les clapiers, les érysipèles, les eschares produites par la contusion, etc., se guérissent moins bien par les différents remèdes proposés contre eux que par les seules forces de la nature, aidées, dans le membre blessé, d'un bandage qui protège celui-ci contre l'influence des corps ambiants, il n'y a plus de raison plausible pour autoriser l'inspection des parties avant la guérison complète. Aussi Larrey, en bon logicien, a-t-il, sous ce rapport, poussé ses principes jusqu'à leurs dernières conséquences; rien ne l'effraie pendant le cours du traitement d'une fracture, quelque compliquée qu'elle soit, pourvu toutefois que le délabrement ne soit pas trop grand pour permettre l'application d'un appareil inamovible. Des douleurs surviennent-elles, la suppuration devient-elle énorme, des vers même se forment-ils dans les plaies? Larrey reste impassible; car en définitive, se dit-il, les douleurs ne peuvent être l'indice que d'une affection nouvelle, contre laquelle le meilleur remède est le bandage lui même; les esquilles mêmes qui se détachent par un travail éliminateur, ne nuisent point par leur présence à la cicatrisation osseuse : la suppuration qui n'est qu'abondante, changera de nature, se viciera par le contact de l'air; les vers rongent les eschares et les détachent, loin de devenir un obstacle à la guérison; ainsi raisonne Larrey. Le changement de bandage pendant le cours d'une fracture n'est, et ne peut être chez lui qu'une concession faite, soit au malade, soit à une curiosité dont on ne peut toujours se défendre, soit à quelque autre circonstance; car un chirurgien qui suit à la lettre ses conseils, doit pour ainsi dire faire abstraction du membre fracturé, une fois qu'il a la conviction que la réduction a été bien opérée, et sa tâche se réduit désormais à surveiller l'intégrité des autres organes et à suivre les indications générales qui peuvent se présenter.

Voilà des principes bien clairs, des caractères assez tranchés pour constituer une méthode toute particulière et la distinguer de toutes les autres. En effet, quelles sont les conditions exigées d'une manière de traiter une affection chirurgicale, pour lui donner le nom de méthode? C'est sans contredit l'existence, dans cette manière de traiter, d'une ou de plusieurs idées capitales, qui dominent toutes les déterminations du chirurgien, et les restreignent dans un certain cercle dont elles ne peuvent sortir; c'est la faculté qu'ont ces idées d'embrasser certaines modifications qui rentrent naturellement dans leur domaine, et qui constituent ce que nous nommons *procédés*. Or, le grand principe, l'idée mère, la conception générique qui préside à l'application du bandage de Larrey, *c'est l'inamovibilité*. Toutes les actions de l'homme de l'art qui a adopté la pensée de ce célèbre chirurgien dans le traitement des fractures et des plaies, tendent à atteindre ce but essentiel; tout agent mécanique, qui par des moyens différents, tend au même résultat, doit être regardé comme une dépendance du bandage primitif, pourvu que, comme celui-ci, il entoure le membre de telle manière et qu'il présente une telle résistance au choc des corps étrangers, que le déplacement des blessés puisse s'effectuer sans dangers et sans accidents.

L'existence, antérieurement au temps où Larrey mit sa méthode au jour, de quelques appareils peu connus, qui ressemblent plus ou moins au sien, ne suffit pas pour lui enlever l'honneur attaché à cette découverte utile; car, il faut bien moins considérer comme le propriétaire d'un mode de traitement, celui qui n'a fait qu'en parler brièvement, ou qui n'en a fait usage que d'une manière légère et momentanée, que celui qui, vivement pénétré de son importance, en a démontré l'utilité par des expériences nombreuses, et qui, par ses efforts et sa persévérance, est parvenu à vaincre l'espèce d'indifférence avec laquelle sont souvent accueillies les plus précieuses découvertes, et à faire adopter ses idées par le public. Sous ce rapport, Larrey et son digne fils ont fait tout ce qu'ils devaient faire pour populariser le traitement des fractures, qu'ils croient le meilleur, et leur nom doit rester attaché à la méthode de *l'inamovibilité*.

Mais ces principes qui sont à peu près généralement adoptés pour le traitement des fractures, et surtout des fractures compliquées de plaies, ne le seront-ils pas bientôt pour beaucoup d'autres solutions de continuité? Si nous examinons cette méthode dans ses phénomènes physiologiques, nous sommes tout disposé à le croire; d'ailleurs, la méthode de l'inamovibilité n'est, à quelque chose près, que la méthode des pansements rares.

Nous avons dit au commencement que nous entendions par inamovibilité, en chirurgie, tout pansement ou application d'appareil dont l'utilité est de contenir les parties affectées dans la position nécessaire à la guérison ; il doit donc avoir pour règle de son séjour sur la partie, la durée de cette position nécessaire à la cure, ou le temps que les parties doivent garder cette position pour être guéries. Le pansement inamovible ne doit donc pas se renouveler, s'il est posble, lorsque la guérison s'opère; car l'utilité, l'essence même de l'inamovibilité ne consistent que dans la contention des parties. Cette utilité ne subsistant plus dès qu'on lève l'appareil, par conséquent, l'utilité des appareils inamovibles comprend essentiellement leur séjour permanent sur les parties malades.

Les affections chirurgicales, dont la guérison s'obtient par un pansement inamovible, sont nombreuses, et l'on ne saurait les soustraire à la méthode de l'inamovibilité, sans contrarier les opérations de la nature et la fin légitime de l'art de guérir.

Un pansement fréquent dans une plaie récente empêche la réunion, détruit les liaisons heureuses renouvelées entre les parties, introduit l'air, et produit des désordres que nous indiquerons plus loin. Que sera-ce, si une telle pratique a lieu dans une fracture? Certaines luxations traitées dans les mauvais principes seraient sujettes à récidiver. S'il est évident que la cure heureuse des maladies précédentes dépend du séjour de l'appareil, ou de la rareté des pansements, combien la nécessité de ce séjour n'est-elle pas marquée dans la cure des hernies? Personne n'ignore que l'assiduité à porter un bandage en est le seul vrai remède. Les appareils renouvelés trop souvent ou enlevés mal à propos, apportent des obstacles aux opérations de la nature; ce sont la douleur et l'arrêt, quelquefois la destruction de l'ouvrage de la nature.

Quelque délicatesse qu'on suppose dans la main du chirurgien qui lève un appareil, il faut qu'il touche la partie, qu'il ôte les linges, la charpie, les médicaments; il causera donc de la douleur plus ou moins, et de là l'irritation de la partie malade, son engorgement, son inflammation, etc. Ces mêmes substances qu'il arrache aux parties malades s'y étaient attachées; or, la levée de l'appareil rompt les points de communication, et, par conséquent, elle intercepte les mouvements salutaires et réciproques, établis par ces communications; c'est ainsi qu'on arrête et qu'on pervertit quelquefois la résolution ou la suppuration d'une tumeur ou d'un ulcère, la réunion d'une plaie, d'une fracture, etc.

Mais quand l'appareil est appliqué sur des parties molles, et dans le temps de la cicatrisation, on ne peut guère ôter cet appareil sans rompre ces parties tendres, et détruire par conséquent une partie des avances ou des progrès que la nature a faits pour la guérison. Cela arrive sans doute, et les gouttes de sang qu'on observe sur les appareils et sur la partie d'où on les ôte, sont autant de témoins qui prouvent la violence de cette rupture et la ruine des progrès de la nature. Que sera-ce, si le chirurgien mal avisé ajoute à ces inconvénients celui d'une propreté mal entendue et cruelle, par laquelle il balaie quelquefois jusqu'au sang cette substance régénérée, enlève des couches entières de substance nouvelle, si je peux m'exprimer ainsi, sous prétexte de mondifier sa plaie ?

Si la levée de l'appareil, considérée en elle-même, est un obstacle à la guérison des plaies, leur exposition à l'air, pendant qu'on applique un nouvel appareil, nous semble y produire de plus grands désordres encore. On a beau prendre des précautions dans l'intervalle de la levée de l'ancien appareil à l'application d'un nouveau, pour empêcher l'air de frapper les plaies et les ulcères, nous doutons qu'on y réussisse parfaitement. Le chirurgien le plus habile et le plus pénétré de ces mauvais effets peut bien les rendre moindres par la chaleur qu'il procurera à l'air qui environne la partie malade, par son exactitude à la couvrir et par sa promptitude à la panser; mais tous ces expédients, quoique très-utiles, ne garantiront jamais totalement ces maladies de cette impression fatale de l'air. Le moyen le plus efficace que puisse employer le chirurgien, ou plutôt le seul efficace, est d'encourir rarement ce danger, c'est-à-dire de panser rarement. Sans cette dernière circonstance, il peut compter que le malade se ressentira plus ou moins des effets pernicieux d'un air froid ou vicié, car on sait que l'impression de cet air crispe et resserre l'ouverture des vaisseaux, les irrite; delà l'engorgement, la tuméfaction de la plaie, son inflammation qui détruit les premiers phénomènes de la réunion; de là, enfin, si cette manœuvre est réitérée, l'endurcissement des bords, le mauvais aspect, la sécheresse des plaies, la résorption purulente et tous les accidents produits par les effets de l'air et surtout de l'air des hôpitaux sur les plaies et les solutions de continuité les plus simples. Des observations nombreuses et quotidiennes confirment ces vérités. Croit-on qu'en appliquant un appareil nouveau et propre, on va d'abord réparer les désordres produits par la levée de l'appareil et l'exposition à l'air? En vain l'espérerait-on? Cette application ne se fait point sans douleur et sans mouvement; quelque attention qu'on ait à donner aux médicaments le degré de chaleur analogue à celui de la partie, on n'y réussira peut-être point. Les désordres qui résultent de ces abus sont sensibles et on doit conclure qu'il est nécessaire de panser rarement dans le plus grand nombre des solutions de continuité, comme les plaies récentes, les fractures, les luxations, les hernies et autres déplacements et les rectifications des vices de conformation, comme les difformités, qu'elles soient congéniales ou accidentelles. En rappelant nos souvenirs, en nous retraçant les sensations et la défiance involontaire que nous éprouvâmes la première fois que nous vîmes des malades laissés dans l'appareil aussi longtemps que l'exige la méthode de l'inamovibilité, il ne nous est pas difficile de comprendre que cette pratique paraisse d'abord bizarre et périlleuse, et qu'on ne l'ait d'abord appliquée qu'à un certain genre de lésions, aux fractures simples, par exemple. A cette époque, il était en quelque sorte naturel que quelques faits isolés parussent insuffisants pour engager à soumettre à l'expérience une méthode si contraire à la pratique généralement suivie ; mais aujourd'hui, rassurés par des faits nombreux, à l'aide desquels nous pouvons mieux apprécier divers phénomènes de la réunion et de la cicatrisation en général, la méthode de l'inamovibilité nous paraît simple et conforme, dans ces cas, au travail réparateur de l'organisme. La guérison immédiate des plaies, des déchirures, des contusions profondes des tissus avec intégrité de la peau, celle des fractures simples, dont la bénignité contraste d'une manière si remarquable avec la gravité des fractures compliquées, la marche lente de toutes les affections sous-cutanées et leur développement rapide dès qu'elles sont ouvertes, sont autant de preuves qui existent dans la science en faveur de la méthode que nous étudions ; et personne, avant quelques chirurgiens de notre siècle, n'avait songé à en tirer les conséquences que nous en connaissons aujourd'hui, à savoir que toutes les plaies sous-cutanées et hors du contact de l'air ont la propriété de s'organiser immédiatement; d'où le précepte que l'on peut en conclure, qu'on doit autant que possible assimiler toutes les opérations chirurgicales, toutes les plaies, aux plaies sous-cutanées, c'est-à-dire qu'on doit par tous les moyens possibles les priver du contact de l'air. S'il pouvait rester quelque doute sur la valeur de ces distinctions théoriques, il n'en resterait peut-être pas sur la valeur des faits que nous allons rapporter, pour montrer et établir définitivement l'avantage de l'inamovibilité dans le traitement des affections chirurgicales.

Est-ce bien en effet après avoir mûrement réfléchi sur ce qui se passe dans une plaie quelque temps après sa formation, et sur les qualités nuisibles ou inertes du pus en contact avec elle, qu'on a si magistralement recommandé de lever le premier appareil, les uns, le troisième ou le quatrième jour, d'autres, le cinquième ou le sixième. Les accidents dont on menace, si l'on ne se conforme à ce précepte, sont-ils bien réels, ou bien n'est-ce que les traditions d'un humorisme empirique qu'on érige de la sorte en axiomes avoués du raisonnement et sanctionnés par l'expérience? Il est d'abord certain que le repos le plus absolu de la blessure est indispensable pour que la réunion primitive puisse s'opérer. On dirait vainement qu'avec de l'attention et toutes les précautions nécessaires on peut faire la levée de l'appareil sans imprimer au membre des secousses nuisibles; il semble difficile, et l'expérience le confirme tous les jours, qu'on soulève un moignon, qu'on panse une fracture, sans employer des efforts plus ou moins considérables; qu'on puisse enlever des bandages roulés, des compresses qui se croisent en divers sens, et le plus souvent agglutinées par la concrétion des fluides que fournit la plaie; détacher de sa surface une grande quantité de charpie presque toujours adhérente et collée par le suintement, sans presser de cent manières la lésion, sans provoquer la contraction des muscles irrités, et imprimer aux surfaces de la plaie des froissements qui les décollent, en entraînant la suppuration, et font inévitablement échouer l'adhésion par première intention. En outre, lorsque le premier épanchement de la lymphe plastique est entraîné au dehors avec l'exhalation sanguine de la plaie, l'adhérence, comme l'a dit Hunter, n'a lieu qu'à la faveur d'un épanchement secondaire de cette même lymphe plastique, dû à l'irritation traumatique; or, ces phénomèmes du traumatisme ont lieu à peu près à l'époque assignée par quelques-uns à la levée prématurée de l'appareil; la nature, contrariée, traversée dans ses opérations par les pratiques vicieuses de l'homme de l'art, manque son but, et dans la majorité des cas, la réunion échouant, on attribue à l'organisme des insuccès qui sont le fait du zèle empirique du chirurgien. On sait, d'ailleurs, par ce qui se passe dans les plaies sous-cutanées, que, lors même que l'adhésion primitive s'effectue sans le secours de l'inflammation, et peu de temps après l'opération, la membrane interne qui en forme la base demeure fragile pendant quelque temps, et subit des modifications successives avant d'avoir acquis assez de consistance pour résister, sans se rompre, aux secousses qui lui sont imprimées par les pansements. Sous ces divers rapports, la pratique généralement suivie, dans le cas de réunion primitive, est donc vicieuse.

Et cependant, qu'alléguerait-on en sa faveur, ou pour la justifier : les dangers du contact aussi longtemps prolongé du pus avec la plaie, et la crainte que ce fluide s'altère et amène ainsi des accidents? Mais d'abord, lorsque l'adhésion primitive a lieu dans toute l'étendue de la plaie, cette objection tombe d'elle-même, et l'on aura à s'applaudir d'avoir insisté sur toutes les circonstances qui en ont amené le succès. Mais si la réunion n'a lieu que dans une partie de la plaie, faudra-t-il ne pas en tenir compte, et, pénétré de ces craintes, lever l'appareil au risque de détruire la portion de cicatrice obtenue, pour prévenir les accidents qu'amènerait le contact prolongé du pus avec les surfaces non réunies? Mais on a pu voir, par de nombreuses observations publiées par Larrey et d'autres auteurs, que ces craintes sont chimériques. Voici du reste, à l'appui de ces faits, le résumé de la pratique et des opinions du célèbre Larrey, sur ce point de doctrine. Après avoir dit que la plaie succédant aux amputations doit être pansée tard, il donne, à l'occasion des fractures compliquées *de larges plaies*, les préceptes suivants :

« Quelle que soit la fracture, l'appareil doit rester en place et sans être renouvelé, jusqu'à *l'époque de la soudure complète de l'os et de l'entière cicatrisation des plaies*. L'on ne doit point se mettre en peine de ce que peuvent devenir les fluides ou la matière purulente qui s'exhalent de ces plaies; en privant ces solutions de continuité du contact de l'air par les couches plus ou moins épaisses de linge qui forment l'appareil, on les isole, d'une part, de l'humidité et des miasmes insalubres de l'atmosphère, et l'on épargne, de l'autre, au blessé des pansements douloureux, répétés fréquemment d'après toutes les méthodes usitées. On prévient ainsi le frottement des fragments osseux causés par les mouvements imprimés au membre dans chaque pansement : l'irritation locale, l'érysipèle des téguments, l'inflammation plus ou moins profonde des parties molles, celle des membranes osseuses et la dénudation des os, leur carie et leur nécrose, enfin tous les accidents qui peuvent porter le trouble dans les organes intérieurs, comme la fièvre, la résorption purulente.

L'action tonique et répercussive des substances spiritueuses, camphrées et albumineuses, dont les compresses de l'appareil sont imbibées, fluidifie les liquides épaissis et extravasés, les fait rentrer dans la voie de la circulation, et, de concert avec la compression contentive de l'appareil, ramène l'action des vaisseaux et opère de proche en proche une résolution totale. Aussi la suppuration est presque *nulle*, car l'inflammation des organes lésés est en quelque sorte *avortée*. Les fluides qui se sont d'abord échappés de ces plaies dans l'appareil, et que la pression circulaire et uniforme de celui-ci a fait exprimer au dehors, se répandent entre les premières compresses et la périphérie du membre : une partie pénètre dans l'appareil, s'évapore, et leurs molécules les plus épaisses se concrètent et forment une écorce croûteuse qui se dessèche toujours de plus en plus ; par ce travail combiné d'exsudation et de résolution, le membre blessé se dégage, les vaisseaux rompus des os et des parties molles se rapprochent et s'anastomosent dans tous les sens pour produire la soudure et la cicatrice qu'on trouve en effet formées à la levée de l'appareil. »

Nous avons rapporté ce passage parce qu'il confirme en plusieurs points la méthode que nous étudions. En effet, si, comme nous l'avons dit déjà dans notre avant-propos, la permanence jusqu'à guérison et pendant un temps très-long du premier appareil sur les plaies souvent très-larges et profondes qui compliquent les fractures, loin d'occasionner des accidents, les a prévenus ; si l'on a trouvé ces plaies parfaitement cicatrisées, en même temps que la fracture consolidée, lorsque, après quarante, cinquante jours, etc., on a défait l'appareil, combien doivent être moindres les craintes que pourrait inspirer le séjour de l'appareil, pendant dix ou quinze jours, sur des plaies succédant aux amputations ou autres opérations ? Au reste, tous les jours on rencontre des faits qui éclairent sur ce point de pratique et prouvent qu'en changeant le premier appareil tous les douze ou quinze jours, la cicatrisation est beaucoup plus active que si on les eût fréquemment pansées. On est étonné de la petite quantité de suppuration qu'elles fournissent, et qui se concrète dans les pièces de l'appareil, et du bon aspect des bourgeons charnus. Dès ce moment, la cicatrice de ces plaies s'achève promptement et ne revêt point les mauvais caractères qu'elles prennent souvent à la suite des pansements fréquents, et qui en retardent si longtemps la guérison. Ces faits démontrent donc que la permanence de l'appareil et le contact prolongé du pus avec les portions non-primitivement cicatrisées de la plaie, n'occasionnent point les accidents qu'on pourrait d'abord redouter.

Voyons en outre si, à cet égard, le raisonnement n'est pas d'accord avec l'expérience. On a évidemment partagé les erreurs et les préjugés du vulgaire en attribuant au pus des qualités essentiellement délétères.

Il n'entre dans sa composition aucun principe qui puisse déterminer les accidents qu'on redoute, et s'il peut, dans certains cas, devenir irritant pour des surfaces étrangères, il ne l'est nullement pour celles qui l'ont sécrété. Or, tant qu'il reste à l'abri du contact de l'air, dont il est préservé par les pièces du pansement, il n'éprouve aucune de ces altérations qui, dans ce dernier cas, lui impriment des qualités nuisibles en changeant chimiquement sa nature. La levée tardive du premier appareil, loin d'avoir des inconvénients, préviendra la décomposition du pus en préservant pendant longtemps et sûrement la plaie du contact toujours nuisible de l'air.

Le pus, ainsi préservé des altérations que pourrait lui imprimer l'action de l'air, non-seulement ne nuit pas à la plaie par un contact longtemps prolongé, mais il est même des cas où il nous a paru avoir alors des avantages. En effet, lorsque la réunion a échoué en quelques endroits, ou qu'elle n'a pas même été tentée, Larrey fait remarquer combien était petite la quantité de suppuration qui s'était rassemblée à la surface de l'appareil, et qui n'était point en rapport avec celle que fournissent ordinairement des plaies d'égale dimension. Ce topique semble, dans ces cas, agir utilement en maintenant la plaie à un même degré de vitalité, en la préservant d'un excès de phlogose, et en rendant ainsi moindres les produits de sa sécrétion.

L'inflammation et par suite la sécrétion du pus,

ainsi en quelque sorte avortées, comme l'a dit M. Larrey, la portion de plaie non primitivement réunie est mieux disposée pour la cicatrice. La membrane qui doit en former la base, protégée d'un côté par une couche de suppuration, qui s'est condensée à sa surface, et étant le siége d'une sécrétion moins abondante, se trouve dans des conditions bien plus favorables pour subir toutes les modifications qui la changent enfin en cicatrice, que si elle eût été maintes fois exposée au contact de l'air et irritée par de nombreux pansements; on en a la preuve dans la promptitude avec laquelle la cicatrice se forme à la suite de la levée tardive du premier appareil sur des plaies dont la réunion primitive n'a réussi qu'en partie ou n'a même pas été tentée.

Mais a-t-on à redouter la phlébite, la résorption purulente à l'occasion de cette méthode de traiter les plaies, nous pensons que, dans ces cas, les accidents sont moins fréquents; car si le pus qu'on trouve dans les veines, les poumons, le foie, dans les articulations, etc., est dû à l'inflammation des veines de la plaie, n'est-il pas certain qu'en prévenant cette inflammation, par la réunion immédiate, associée au renouvellement tardif du premier appareil, on évite ces accidents terribles de la résorption purulente, loin d'en favoriser le développement.

Or, en pansant fréquemment la plaie dès le principe, on augmente évidemment son inflammation. Les radicules veineuses y participent comme tous les autres tissus, et peut-être à un plus haut degré, à cause de leur organisation; de la sorte, leur vitalité se trouve singulièrement augmentée, et par suite l'absorption devient beaucoup plus active que si l'on eût prévenu les accidents en ne levant que tard l'appareil. De ces diverses considérations il résulte que, pour prévenir la phlébite et la résorption purulente qui en est la suite, il y a de l'avantage à retarder la levée du premier appareil.

A l'Université de Londres (1), on a adopté, pour le pansement des ulcères, des plaies et des blessures tant anciennes que récentes, soit qu'elles existent à la suite de violents accidents, de lésions pathologiques ou d'opérations chirurgicales, une méthode qui plaide en faveur de l'inamovibilité.

Lorsqu'on a des plaies lacérées ou contuses à traiter, et qu'il y a lieu de craindre une inflammation violente et la destruction des parties lésées, on commence par les laver pour en détacher le sable ou autres corps étrangers. S'il y a la moindre probabilité qu'on obtiendra la réunion par première intention, on rapproche les bords de la solution de continuité aussi exactement qu'il est possible de le faire, sans employer la force, et on les maintient ainsi rapprochés par des bandelettes de l'emplâtre d'ichthyocolle (2), laissant

(1) *Gaz. méd. de Paris*, 1838.

(2) Cet emplâtre est fait avec de l'ichthyocolle dissoute dans de l'eau-de-vie, et étendue sur de la toile cirée.

cependant entre ces bandelettes des espaces qui puissent permettre au pus de s'échapper et aux eschares de se détacher facilement. Sur la plaie, ainsi que sur les bandelettes, on place un morceau épais de charpie que l'on imbibe d'eau fraîche ou tiède, puis par-dessus la charpie, un morceau de toile cirée assez grand pour tout couvrir. La charpie est mouillée avec soin de temps en temps, et si la suppuration est assez abondante pour la pénétrer on la change chaque fois; s'il ne survient aucun accident, on laisse les bandelettes en place, tant qu'elles adhèrent à la peau, tout en continuant le pansement à l'eau comme à l'ordinaire. En agissant ainsi, on obtient souvent la guérison de blessures très-graves, en partie par première, en partie par seconde intention.

Lorsqu'un ulcère existe depuis longtemps, on fait une compression méthodique ; c'est dans ces cas qu'on emploie la méthode de Baynton.

Tel est le résumé de la manière dont se fait le pansement des solutions de continuité dans cet hôpital. Les avantages de ce traitement sont si évidents qu'on ne peut guère les méconnaître : la plus grande propreté règne autour du malade ; les fluides fournis par la suppuration ne stagnent pas dans les appareils, et le chirurgien peut à tout moment examiner la plaie avec facilité sans causer aucune douleur au malade ; en même temps cet examen ne trouble en rien la cicatrisation, comme il arrive très-souvent lorsqu'on est obligé d'enlever tout cet attirail de compresses, de bandages, etc. qu'emploie l'ancienne méthode.

Le but principal que l'on se propose est la réunion de la solution de continuité par première intention; on ne parvient pas toujours, il est vrai, à obtenir un tel résultat, mais même dans les cas d'insuccès, il arrive très-souvent que l'adhésion s'établit entre une grande proportion des surfaces de la plaie.

Après une amputation, celle de la cuisse par exemple, aussitôt qu'on a arrêté l'hémorrhagie par la ligature des artères, le malade est reporté dans son lit et le moignon n'est pansé que lorsque tout l'écoulement de sang a cessé et que la lymphe coagulable qui commence à s'épancher a recouvert d'une légère couche toute la surface de la plaie, ce qui arrive le plus souvent 7 à 8 heures après l'opération. En attendant on applique sur la solution de continuité un linge plié en quatre et imbibé d'eau fraîche ou tiède selon la température extérieure. Souvent, au lieu de laisser les lambeaux (1) séparés l'un de l'autre, le chirurgien les réunit au moyen d'un ou deux points de suture.

Quand il n'y a plus le moindre épanchement de sang à la surface de la plaie, on réunit avec exactitude

---

(1) Nous devons faire observer que toutes les amputations qui se pratiquent dans cet hôpital, sont faites d'après la méthode à lambeaux.

les lambeaux; ces lambeaux sont ensuite maintenus réunis, au moyen de 2 ou de 3 points de suture placés à un ou deux pouces de distance l'un de l'autre, entre lesquels on applique des bandelettes d'emplâtre agglutinatif, de manière à soutenir également toutes les parties du moignon. Le léger intervalle qui se trouve entre les bandelettes suffit pour permettre au pus qui pourrait se former de s'échapper facilement. On n'emploie ni charpie, ni bandage de quelque espèce que ce soit; au bout de 48 heures et même plutôt on enlève les points de suture. Les bandelettes agglutinatives ne sont renouvelées qu'autant qu'elles sont desserrées. Il arrive même très-souvent que celles qu'on avait appliquées le premier jour ne sont enlevées que lorsque la guérison est complète.

Les avantages qui résultent de l'emploi de cette méthode de pansement pour les amputations et les plaies par incision, sont nombreux. On évite beaucoup de douleur au malade. Le chirurgien peut à chaque instant examiner l'état de la plaie, et cela sans ôter les objets de pansement, comme il est nécessairement obligé de le faire quand elle est cachée sous cette masse de charpie, de compresses, de bandage, etc., qui forme la base de tous les pansements employés jusqu'ici. On ne peut s'empêcher de convenir que cette manière de traiter les plaies et les ulcères ne soit fondée sur les idées théoriques les plus saines.

La phlébite, cet ennemi si terrible des opérations chirurgicales, est bien moins à craindre lorsqu'on a recours à un pareil traitement. Pour le prouver, dit le Docteur Thomas Morton, qui adopte cette méthode de pansement, il suffit de dire que la phlébite ne survient que rarement après les opérations à l'hôpital de l'Université. N'est-il pas probable aussi que les ravages de l'érysipèle, qui, dans les hôpitaux, trompe si souvent les espérances du chirurgien, seraient diminués, si le traitement de l'inamovibilité était généralement adopté.

Nous résumerons ce chapitre en disant: 1° que le but de cette méthode, c'est de maintenir dans le repos le plus complet, pendant tout le temps nécessaire à la guérison, les parties lésées ; c'est de les affranchir des accidents qui naissent des pansements réitérés et du contact de l'air.

2° Ses moyens, c'est de mettre des appareils contentifs, de manière à comprimer et maintenir les parties dans la situation la plus convenable et à prévenir les causes de désunion.

3° Ses résultats, c'est de mettre le malade à l'abri des accidents qu'on voit survenir par les autres méthodes et de lui procurer une guérison plus prompte.

Or, tels ne sont pas les procédés employés précédemment, ils n'avaient ni ce but, ni ces moyens, ni ces résultats.

Des moyens inamovibles.

Nous allons examiner maintenant les principaux appareils inamovibles, c'est-à dire ceux qui ont le plus fixé l'attention des chirurgiens. Ces appareils qui de nos jours ont singulièrement été perfectionnés, sont destinés à maintenir, par une compression modérée et convenablement dirigée, les parties lésées dans la situation constante qu'elles doivent avoir pendant tout le temps nécessaire à leur guérison, et cela sans obliger le malade à un repos général. De tous les appareils inamovibles de notre époque, celui de Larrey étant le premier, nous le décrirons d'abord; il a d'ailleurs le mérite d'avoir rappelé aux chirurgiens les avantages des pansements rares, dans beaucoup de lésions chirurgicales et notamment dans les fractures.

Appareil inamovible de Larrey.

Nous empruntons à M. Hippolyte Larrey (thèse 1832) la description de cet appareil. Il se compose :

1° D'un drap fanon, drap ordinaire plié en double; 2° les fanons, deux cylindres de paille, serrés fortement avec des ficelles : ils doivent être un peu moins longs que le drap fanon; 3° les remplissages, deux coussins de balle d'avoine assez épais et de la longueur des fanons ; 4° la talonnière, coussin conique en étoupe, de six pouces de long sur trois de large, et de deux d'épaisseur à sa base; 5° le bandage, trois compresses à six chefs, séparés les uns des autres ; 6° l'étrier, compresse longuette ; 7° la tibiale, grande pièce de toile découpée sur la forme de l'appareil; 8° les liens, cinq ou six rubans de fil ; 9° le liquide résolutif, mixtion d'alcool camphré, d'extrait de saturne et de blancs d'œufs battus dans l'eau.

Application de l'appareil. — Le malade est placé sur un lit : deux aides, chargés de l'extension et de la contre-extension, soulèvent le membre pendant que deux autres aides disposent les pièces de l'appareil dans l'ordre convenable. On applique une petite bande sur le pied pour le maintenir. La réduction étant opérée, on place le membre sur l'appareil, qui repose lui-même sur le drap fanon. Le drap fanon excède la largeur du lit, son repli correspond au jarret qu'il dépasse ainsi que le talon. Quelques compresses étroites trempées dans le liquide résolutif, sont appliquées immédiatement au point correspondant à la fracture, puis le bandage lui-même est placé après avoir été imbibé et de manière que les chefs inférieurs soient recouverts par les supérieurs ; on soulève le membre et on dispose la talonnière entre lui et le drap fanon sous le tendon d'Achille; sa base correspond au talon. On arrose en plein le bandage; puis les deux remplissages sont apposés latéralement (le plus long à la partie externe) : ils doivent dépasser un peu la plante du pied. Un aide arrange la tibiale dont les côtés sont en contact avec les remplissages. Pour les maintenir en place, il faut mettre les fanons; l'opérateur se charge de l'externe ou du plus long, et l'aide prend l'interne ; on les enroule dans le drap fanon, dont on enveloppe ensuite la partie ; un aide soutient le tout pendant qu'un autre efface les plis de la tibiale et présente les liens qu'on évite de fixer au niveau de la fracture. L'aide chargé de l'extension ne cesse d'agir que quand ces derniers sont placés. Après cela on rapproche sous le pied les bords excédants du drap fanon, et on les coud solidement; puis on pose une petite pelote d'étoupes à la plante, et on la fixe à demeure au moyen de l'étrier qui se croise sur le coude-pied et s'attache enfin sur les côtés du drap fanon. M. H. Larrey dit que, malgré la description détaillée que j'ai abrégée le plus qu'il m'a été possible, cet appareil n'est pas beaucoup plus long à appliquer que l'appareil ordinaire.

Levée de l'appareil. — M. H. Larrey a remarqué que c'est surtout chez les vieillards que l'appareil inamovible amène une consolidation plus rapide que l'appareil ordinaire. Il faut trente-cinq ou quarante-cinq jours pour une fracture simple du bras, quinze ou vingt jours de plus si la fracture est compliquée; de même pour l'avant-bras. Pour le corps du fémur, il faut cinquante jours de repos absolu dans les cas simples, et soixante-dix pour les cas compliqués. Pour les fractures simples de la jambe, il suffit de quarante et quelques jours, et de beaucoup moins si un seul os, le péroné surtout, est fracturé. Enfin, cinquante-cinq ou soixante-cinq jours sont nécessaires si la fracture est compliquée. Il est bon de maintenir l'appareil au delà du terme supposé de la consolidation, pour éviter les saillies osseuses qui pourraient se former, le travail du cal continuant. On enlève le bandage au moyen des ciseaux, et l'on fait ensuite des lotions avec l'eau de savon et des frictions sèches; de plus, on soutient le membre pendant quelque temps avec un bandage roulé. Les avantages que M. H. Larrey signale comme appartenant à l'appareil qu'il décrit, sont les suivants : 1° économie de linge, d'appareils et d'instruments; 2° économie de temps et de peine pour le chirurgien; 3° transport facile des malades.

La levée de cet appareil inamovible exige quelques précautions particulières, essentielles à connaître. S'il s'agit, par exemple, d'une fracture comminutive compliquée de plaie, toutes les pièces du bandage forment une masse si solide, si dense, et sont tellement inhérentes les unes aux autres par la mixtion des liquides et de la suppuration, qu'il est souvent fort difficile de les détacher une à une. Lors donc qu'on ne peut y parvenir, il faut couper l'appareil, dans toute sa longueur, avec une paire de ciseaux étroits et forts. Il est rare que l'on parvienne à faire cette section en une seule fois; il est d'ailleurs plus sûr de fendre les pièces couche par couche et au même niveau, pour que le membre soit toujours maintenu dans les mêmes points, pour ne pas lui imprimer des secousses. Cette difficulté d'ôter l'appareil est sans doute un de ses inconvénients, à cause des secousses que peut recevoir le membre; mais on peut facilement s'en affranchir, en mettant le malade dans un bain, comme on fait pour lever les appareils dextrinés.

L'unique but de Larrey, en faisant usage de son appareil inamovible, était de simplifier autant que possible les diverses lésions, pour agir ensuite comme s'il n'avait affaire qu'à une simple fracture. Se rencontrait-il des complications, comme une fracture oblique, des plaies inégales, déchirées, contuses et profondes, avec fracture comminutive? y avait-il hémorrhagie, etc.? Dans ces cas, il remédiait aux accidents d'après leurs indications spéciales et généralement admises; puis il appliquait son appareil comme si la fracture était simple, et il attendait. Pourtant, nous devons dire qu'il se bornait à quelques soins secondaires pendant les premiers jours; il faisait imbiber l'appareil avec des affusions froides, soit de l'étoupade elle-même, soit simplement du vinaigre camphré étendu d'eau. Si une certaine quantité de suppuration traversait le bandage, il l'abstergeait avec soin et superposait quelques compresses, sans en retirer une seule pièce; il ne craignait pas la suppuration, car, suivant ce chirurgien, le séjour du pus ne présente pas de danger, la suppuration devient presque nulle, et l'inflammation des parties lésées est en quelque sorte avortée, quand ces parties sont privées du contact de l'air et soumises à une compression modérée et convenablement dirigée.

Larrey n'admet que deux cas dans lesquels il faille renouveler l'appareil : 1° s'il avait été mal appliqué primitivement, ou si l'on avait négligé les précautions indiquées ; 2° si des vers se développaient en assez grand nombre aux environs de la plaie ou dans le foyer de la fracture compliquée de plaie. D'ailleurs, Larrey a observé que la présence des vers, non-seulement ne nuit point aux plaies, mais leur est favorable, peut-être en ce qu'ils rongent les eschares dont ils hâtent la chute, et semblent surtout avides de matières putrescibles, sans entamer les parties pourvues de vitalité.

Le traitement général importe peu à la méthode. Après la guérison il ordonne des frictions générales à l'imitation d'A. Paré. Telle est la description succincte, mais complète, d'une méthode que ne recommande plus aujourd'hui, seulement le nom de son créateur, car depuis longtemps déjà une foule de chirurgiens l'ont mise en pratique. MM. Begin et Gama, au Val-de-Grâce, M. Poirson, au Gros-Caillou, M. le professeur Marjolin, à Beaujon, M. Velpeau, à Saint-Antoine, MM. Willaume et Scouttetten, à Metz, M. Chaumette, à Bordeaux ; enfin, divers élèves de Larrey, en France, en Morée, à Alger, au Caire, l'ont employée le plus souvent avec succès. On lit dans une note (1) du docteur Chardon de Chasselai, qu'il emploie l'étoupade avec avantage depuis plus de quinze ans. M. Prosper Meynier, dans plusieurs notes publiées dans la *Gazette médicale* de Paris, s'est efforcé de défendre cette méthode et de la vulgariser (2); il répondit avec avantage au mémoire de MM. Carron du Villards et Boyer, qui écrivaient que les expériences tentées dans les hôpitaux civils de Paris, à l'aide de l'appareil inamovible, ne répondaient pas à l'attente des chirurgiens. MM. Carron du Villards et Boyer ne furent pas les seuls détracteurs du procédé de Larrey. M. Rognetta, s'appuyant de l'opinion de Nannoni et de deux cas où la consolidation n'avait pas eu lieu, rejette l'appareil inamovible.

Enfin, quelques années plus tard, en 1833 (3), M. A. Bérard publia un mémoire sur les essais qu'il avait faits à l'hôpital St-Antoine, et il conclut que l'appareil inamovible convient au traitement des fractures simples et compliquées des os et des membres, qu'il faut l'appliquer immédiatement, à moins qu'il n'y ait un gonflement énorme, et enfin que la contention parfaite, l'immobilité et la solidité, permettent non-seulement de pouvoir facilement transporter les malades, mais encore de les laisser marcher. Après

(1) *Bull. gén. de thérap.*, tom. XVII, p. 355.

(2) *Gaz. méd.* de Paris, année 1832.

(3) *Arch. gén. de méd.*, deuxième série.

ces essais de M. Bérard, il y eut encore un temps d'arrêt, mais qui ne fut pas de longue durée.

Si aujourd'hui l'appareil de Larrey n'est pas à la hauteur du jour, il n'en est pas moins digne d'un grand intérêt, car l'on ne peut s'empêcher de reconnaître que ce chirurgien célèbre rendit un véritable service à la science et à l'humanité, en remettant en vigueur une méthode qui, malgré ses imperfections, procura des avantages dont l'importance dut être très-grande dans les circonstances où se trouvait notre armée.

Les reproches qu'on pourrait adresser à cet appareil, aujourd'hui que nous en possédons de meilleurs, c'est qu'il est trop surchargé d'accessoires inutiles, et qu'il ne permet pas l'écoulement du pus, quand il s'agit de fractures compliquées.

Appareils inamovibles, en plâtre.

C'est aux Arabes que nous devons les premiers appareils inamovibles en plâtre. Ces appareils qui sont tombés dans l'oubli pendant de longs siècles, ont été l'objet dans ces dernières années de modifications successives et nombreuses. Un consul Anglais, Eaton, les a fait revivre momentanément, en rapportant ce qu'il avait observé à Bassora, sur un soldat Arabe

(*Gazettes médicales d'Allemagne* de 1798. — Med. commentarics dec. 11, vol. IX.) Cet individu eut la jambe et le pied fracturés par la chute d'un canon sur ces parties; les os étaient pour ainsi dire broyés; le chirurgien européen proposa l'amputation, mais on mit en usage la méthode des environs de Bassora. « On couche le blessé dans une espèce de coffre ouvert et muni d'un arceau à sa partie supérieure, la jambe reposant sur une natte huilée; puis on réduit la fracture... et on enferme la jambe entière dans une enveloppe de plâtre; on verse d'abord ce plâtre sous le membre à la manière des sculpteurs, jusqu'à ce qu'il entoure toute la moitié inférieure : on comble toutes les inégalités, et l'on obtient ainsi pour la jambe blessée un lit qui la supporte également dans tous les points. En même temps on dispose, à des intervalles et dans des directions convenables, quelques bouts de roseau creux, qui puissent servir à l'écoulement de toute humidité intérieure de la masse du plâtre. Cette première portion étant durcie, ce qui a lieu en très peu de temps, on achève de recouvrir la partie supérieure du membre, de manière à avoir une espèce de botte qui maintienne les parties fracturées dans les rapports les plus naturels possibles, mais dans laquelle on ménage de petites ouvertures, répondant aux esquilles d'os qui font saillie sous la peau pour procurer leur sortie en cas d'exfoliation. Ces préparatifs étant terminés, on pratique dans le plâtre encore mou, le long de la partie supérieure du tibia, une gouttière qui permette les lotions..., et dans le but d'avoir sous les yeux la fracture durant tout le cours du traitement. On fait aussi, dans la partie supérieure de la botte de plâtre, de profondes coupures en long et en large, pour aider à enlever cette couche, sans agiter, ni déranger les parties; quant à la couche inférieure, la natte imbibée d'huile sur laquelle elle repose l'empêche d'adhérer au fond du coffre, et permet de transporter la botte et le membre à volonté. »

Nous avons dit ailleurs que l'usage du plâtre dans les fractures avait été indiqué par Monteggia.

En 1817, Froriep, après avoir rapporté le procédé des Maures, proposa de couler le plâtre en plusieurs pièces, pour éviter les inconvénients des procédés mentionnés ci-dessus. Son idée fut mise en pratique par M. D'hubental, qui fit un appareil de plâtre formé de deux moitiés, l'une supérieure, l'autre inférieure, en interposant de l'huile entre les deux bords pour le coulage (1).

Les appareils en plâtre, qui ont dans ces derniers temps fixé l'attention d'une manière toute spéciale, nous viennent des Allemands : c'est en 1828 qu'on en fit usage dans le service de M. Kluge, à Berlin. Un autre chirurgien du même pays, M. Dieffenbach,

---

(1) *Nouveau Journal de Médecine*, tom. v, 1819.

quelques années plus tard, continua ces essais et les modifia heureusement. Les détails suivants sont pris dans la *Gazette Médicale* (1832). L'appareil est composé d'une boîte en bois, ayant la forme d'un carré long, un peu plus longue que la jambe ; d'une largeur telle que la jambe ne touche nulle part les parois latérales, complétement ouverte par en haut; enfin offrant, à la paroi qui regarde la cuisse, une échancrure arrondie propre à recevoir et à soutenir la partie supérieure de la jambe; les cinq parois de cette boîte ne sont unies que par des crochets en fer, en sorte qu'on peut les assembler et les disjoindre; enfin la paroi inférieure est percée, vers les quatre angles, de trous par lesquels on fait passer des cordes, de manière à figurer, si l'on le juge à propos, l'appareil suspensoire de Sauter. On enduit tout l'intérieur de la boîte d'huile ou de cérat, on place le membre convenablement et on réduit la fracture, puis on verse le plâtre avec précaution, jusqu'à ce qu'il soit arrivé au niveau de la face antérieure de la jambe, de manière qu'une portion de cette face reste à découvert; par ce moyen on a l'avantage d'avoir toujours sous les yeux le siége de la fracture, d'en suivre les progrès, et d'y appliquer les médicaments qu'on peut y juger nécessaires. Quand le plâtre est sec, on ôte la boîte, puis, quand la fracture est consolidée, on enlève le plâtre avec la gouge et le maillet.

Quand il y a une plaie et qu'elle n'est pas antérieure, M. Dieffenbach recommande, avant le coulage, de la couvrir d'une espèce de bouchon fait avec du linge ou de la charpie et enduit d'un corps gras ; on coule ensuite le plâtre, et quand il est solidifié, on retire le bouchon qui a servi de cette manière à ménager une ouverture au niveau de la plaie. M. Dieffenbach a appliqué ce procédé avec succès aux fractures de jambes et aux fractures de l'extrémité inférieure du péroné avec luxation partielle du pied. On trouve ces détails dans la thèse de M. Muttray soutenue en 1831 à Berlin.

Vint ensuite Richter, qui simplifia encore le procédé de Froriep. Il composa son appareil de trois pièces, deux supérieures et une inférieure, afin de rendre inutiles la gouge et le maillet. C'est dans les fractures obliques avec saillie de l'os sous la peau, que Richter préconise le plâtre, et surtout dans les fractures placées au voisinage des articulations. Évidemment, ce procédé qui est plus avantageux que tous ceux indiqués avant lui, trouva un chaud défenseur dans M. Delacroix qui en fit le sujet de sa thèse en 1837.

M. J. Cloquet a conseillé de mettre tout simplement le plâtre dans de petits sacs. Enfin on a eu recours au carton plâtre, en pâte ou en bandes, trempé dans du blanc d'œuf. En 1838, M. Lafarge de Saint Emilion proposa encore l'emploi du plâtre mélangé à l'amidon, mais dans le but de favoriser le dessèchement de l'appareil amidonné. Nous parlerons de cette modification quand nous en serons à l'appareil de M. Seutin. Nous dirons en terminant que M. J. Guérin a aussi employé avec avantage le plâtre coulé, pour redresser les pieds-bots.

Le plâtre n'a guère été employé que pour les fractures de jambes, et d'après trois procédés seulement : celui des Arabes, qui donna l'idée des deux autres, celui de Froriep et celui de Dieffenbach.

Aujourd'hui, ces procédés sont à peu près abandonnés; aussi est-il inutile de les apprécier. Le volume de ces appareils, leur poids, joints à la pression qu'ils exercent en certains points, sont une cause d'obstacles aux plus légers mouvements et fatiguent beaucoup les malades ; la nature et le poids de l'enveloppe ne permettent de l'appliquer qu'à quelques fractures.

Sable mouillé.

C'est pour ne pas être incomplet que je parle de ce procédé. Il n'a été employé que pour les fractures de jambe: il consiste, la coaptation étant faite, à mettre la jambe dans une boîte à moitié remplie de sable mouillé, puis ensuite à la recouvrir de manière à laisser à découvert sa face supérieure. La partie inférieure de la boîte est percée de deux ouvertures pour le passage des liens destinés à maintenir l'extension. Le sable doit être entretenu humide; Richter qui fait connaître ce procédé, l'attribue à Forster. Nous ne nous arrêterons pas à discuter ses avantages et ses inconvénients, il suffit de l'avoir indiqué pour voir tous ses défauts.

Appareils inamovibles hyponarthéciques.

Je ne dirai qu'un mot de cette méthode, qui touche par quelques points à l'inamovibilité. Elle consiste à fixer le membre fracturé sur une planchette, puis à le suspendre. On trouve dans Ravaton, l'idée de cette méthode (Malgaigne, thèse page 43) que Forster reproduisit en 1800, et décrivit à l'occasion d'une fracture de jambe compliquée de plaie, avec issue des fragments. Plus tard M. Mayor généralisa cette méthode et lui fit subir quelques modifications avantageuses. D'autres auteurs la simplifièrent encore : M. Munaret appliqua une poulie mobile pour faire la suspension. M. Gerdy, dans ses essais à la Charité, mit à la place des cravates de M. Mayor, des compresses longuettes qu'il garnit de ouate. L'hyponarthécie est peu usitée en France, aujourd'hui que l'on possède des moyens qui lui sont supérieurs. On pourrait l'employer comme moyen provisoire, en attendant qu'on puisse établir un appareil plus solide. Nous devons dire cependant que M. Malgaigne (*loc. cit.*, pag. 118) se loue beaucoup d'un appareil de ce genre dans certaines fractures, et il déclare que pour la cuisse, c'est le seul moyen à l'aide duquel il ait obtenu des guérisons sans raccourcissement. Sans m'arrêter aux raisons qui doivent faire rejeter l'hyponarthécie comme méthode générale, je dirai avec M. Rogée (thèse 1841) qu'elle vient compliquer inutilement les appareils inamovibles et qu'elle est aujourd'hui bien loin de la science, qui permet la déambulation immédiate avec des béquilles, dans certains cas de fracture du membre inférieur.

Appareil inamovible de M. Seutin.

Le traitement des fractures par l'appareil inamovible n'était guère mis en usage que par des chirurgiens militaires, lorsque M. Seutin vint appeler de nouveau l'attention sur cette méthode, et doter la science d'un nouveau procédé inamovible beaucoup plus simple que celui de Larrey. Cette méthode, perfectionnée depuis quelques années, ne mérite plus les reproches qu'on lui a adressés à son origine; elle se présente aujourd'hui avec toutes les circonstances qui peuvent lui mériter un accueil favorable, les succès brillants qu'elle a obtenus et qu'elle obtient tous les jours ne sauraient manquer de lui communiquer un essor rapide, tout annonce qu'elle est destinée à rendre d'immenses services à la société. Elle est simple dans son exécution, et ne laisse craindre aucun danger sérieux. Voici ce procédé, auquel M. Seutin a apporté d'assez nombreuses modifications depuis son origine; les plus importantes sont : 1° d'inciser le bandage à sa partie antérieure à l'aide de forts ciseaux, pour diminuer la compression si elle est trop forte, ou si elle ne peut se rendre maîtresse de la réaction violente qui survient quelquefois; pour panser les plaies s'il en existe et faciliter l'écoulement du pus. Une fois l'incision faite, si aucune indication ne réclame l'action d'un topique sur le membre, on réunit les deux valves au moyen d'une bande roulée enduite d'amidon, et on récupère ainsi toute la solidité primitive. Lorsque le gonflement a disparu et que le bandage est devenu relativement trop large pour le membre, il excise un ruban longitudinal plus ou moins large de la paroi antérieure en le mouillant un peu, ou il se borne à faire chevaucher l'un sur l'autre les deux bords incisés, après les avoir préalablement amincis et les avoir mouillés un peu; il moule une seconde fois le carton sur toutes les inégalités du membre, au moyen d'une bande roulée amylacée. L'incision peut aussi se faire à la partie postérieure, suivant l'indication. Cet appareil, que M. Seutin a d'abord appelé *permanent, amidonné*, et enfin *amovo-inamovible*, s'applique de la manière suivante.

On place successivement des liens, un drap fanon, puis le bandage, qui se compose de trois ou quatre couches superposées de bandelettes séparées, assez longues pour faire une fois et demie le tour du membre. Leur longueur excessive gêne considérablement l'application du bandage, et leur défaut de longueur le rend inefficace. Il faut donc choisir un milieu entre ces deux extrêmes. La première série de bandelettes est alors appliquée comme on le fait ordinairement, de bas en haut, en ayant la précaution de ne les enduire de la solution amylacée que quand cette application est faite; à l'aide de cette précaution, l'amidon ne peut agir qu'en collant la seconde couche de bandelettes à la première, et n'a nullement pour effet de déterminer un contact rude sur la peau après la solidification. Les bandelettes de la seconde série sont placées de la même manière, et un aide les enduit de la solution avec un large pinceau, à mesure qu'elles sont étendues. M. Seutin fait remarquer qu'il est préférable de casser le carton, en y faisant un pli et en le déchirant après, que de le couper avec des ciseaux; de cette manière, les bords sont moins durs et moins susceptibles d'offenser la peau par la compression lors de la dessiccation du bandage; puis on les trempe dans l'eau, et on les enduit d'amidon; on les met en place et on en garnit de nouveau les deux faces d'une épaisse couche amylacée, afin qu'en se desséchant elle fasse avec le carton une substance aussi dure qu'une attelle ordinaire. La troisième rangée de bandelettes est alors appliquée, et ensuite la quatrième. Comme il faut que la dessiccation soit complète avant que l'on puisse être tranquille sur sa solidité, et qu'en attendant des déplacements peuvent avoir lieu, si on applique cet appareil aux membres, on les roule dans le drap fanon et on applique provisoirement par son intermédiaire, sur les parties latérales du bandage, deux fanons pour maintenir les parties; en attendant la dessiccation. M. Seutin modifie son appareil, suivant qu'il s'en sert pour la jambe, la cuisse ou les membres supérieurs, etc. Il l'a appliqué avec succès dans les fractures compliquées de plaies, d'épanchement sanguin, d'entorse, dans le traitement des pieds-bots, de certaines tumeurs blanches, de certaines caries qu'on veut guérir par ankylose, dans les amputations pour soutenir les chairs du moignon, dans les varices, les ulcères, etc., etc.; enfin il indique qu'on peut l'employer dans toutes sortes de compression méthodique.

Les avantages du bandage amidonné sont de permettre l'inspection des parties blessées, l'écoulement du pus au dehors au moyen des trous dont on le perfore en le conditionnant, d'être d'une application facile pour presque toutes les fractures, et de permettre la déambulation dans toutes les fractures des membres; ceux-ci peuvent prendre toutes les positions possibles; on peut changer sa conformation par des sections pratiquées en certains points. L'appareil amidonné, à son origine, n'avait pas tous ces avantages; aussi a-t-il été l'objet d'objections nombreuses, dont le nombre a diminué à mesure que M. Seutin ou d'autres faisaient disparaître les inconvénients que cet appareil avait primitivement. Une des modifications les moins heureuses de M. Seutin est la section longitudinale de l'appareil, et **M.** Malgaigne (*Bull. gén. de thérap.*, t. XVII, p. 162) a dit avec raison, « que si l'appareil amidonné ne pouvait se propager qu'avec cette innovation malheureuse, il craindrait fort qu'elle ne suffît pour le faire tomber dans un mépris immérité, et qu'il doutait d'ailleurs de la solidité d'un bandage fendu. « Puis, comment faire marcher les malades avec un pareil bandage? Sans doute M. Seutin n'a pas réfléchi, en repoussant l'opinion de M. Malgaigne, qu'il enlevait à sa méthode son plus bel avantage, celui auquel il tient le plus, à cause de son importance, je veux parler de la *déambulation*; mais cette idée, cette conséquence capitale de l'appareil inamovible avait été formulée par M. Bérard avant M. Seutin, et peut-être par MM. Amesbury et Leger avant M. Bérard. L'idée première de la déambulation n'appartiendrait donc pas exclusivement à M. Bérard et encore moins à M. Seutin; mais chacun d'eux a concouru à l'établir par ses expériences et surtout par le perfectionnement de l'appareil qui l'a rendue plus praticable, mais M. Seutin a surtout le mérite de l'avoir généralisée et d'avoir rendu sa généralisation possible et facile.

Appareil de M. Laugier.

En 1838, M. le docteur Aguilhon a fait connaître

cet appareil, dans sa thèse inaugurale et dans un mémoire publié dans la *Gazette médicale*. Le but de M. Laugier était de rendre l'appareil à la fois solide, plus léger et moins volumineux. Voici sa composition : du papier gris et de la colle (empois des blanchisseuses). Le papier est coupé par bandelettes dont la longueur et la largeur varient suivant le volume du membre ; elles doivent être assez longues pour entourer une fois et demie le membre sur lequel on les applique ; leur largeur est d'un pouce et demi ; on place sur une alèze les différentes pièces qui entrent dans la composition du bandage ; on commence l'application de ces bandelettes par le haut du membre, en les imbriquant de telle sorte que les trois quarts de leur largeur soient cachés. On superpose ainsi quatre couches de bandelettes. Ces quatre couches de bandelettes suffisent pour donner à l'appareil la consistance nécessaire ; mais pour en augmenter la solidité on place entre chaque plan des bandelettes longitudinales.

Pour l'application de ce bandage, deux aides font l'extension et la contre-extension, et on procède comme pour le bandage de Scultet. Pour attendre la dessication qui ne demande pas moins de vingt-quatre heures, M. Laugier applique quelquefois des attelles provisoires ; on pourrait suivre l'exemple de M. Blandin, à l'Hôtel-Dieu, et pendant sa dessiccation mettre le membre dans une gouttière en bois ou en fer blanc, offrant la forme du membre.

M. Laugier a employé son appareil avec succès dans les fractures de la cuisse, de la rotule, de la jambe, de la clavicule et des membres supérieurs. Dans les fractures compliquées de plaies, le chirurgien de l'hôpital Beaujon entoure d'abord le membre d'un taffetas gommé, pour empêcher le pus de ramollir l'appareil. Pour enlever l'appareil on emploie des ciseaux ou un bistouri.

Les inconvénients de ce bandage, malgré les modifications proposées par M. Aguilhon, sont assez nombreux : d'abord il est long à appliquer, et il arrive souvent que le papier, imbibé de trop d'humidité, se déchire entre les mains de l'opérateur ; son application immédiate sur la peau procure un contact fâcheux quand il est sec, et en raison du temps très-long qu'il faut pour en opérer la dessiccation, on doit redouter le déplacement de la fracture. Les avantages de cet appareil, sa légèreté, son peu de volume et son prix très-minime, ne compensent pas ses inconvénients.

Appareil de M. Velpeau.

Lorsque le mémoire de M. Seutin parut, M. Velpeau fut un des premiers à essayer ce procédé, après l'avoir fait appliquer sous ses yeux par M. Deroubaix, élève de M. Seutin ; mais il le modifia bien vite, et remplaça les pièces nombreuses du bandage par une simple bande roulée, enduite d'amidon, et trois ou quatre plaques de carton mouillé qu'il plaçait longitudinalement sur le membre, entouré préalablement d'une bande sèche. Il fallait pour la dessiccation complète de l'appareil, de deux à quatre jours ; M. Velpeau ne s'arrêta pas là, des progrès aussi sensibles vers le perfectionnement devaient être poussés plus loin : aussi, en 1833, ce chirurgien fit encore subir à l'appareil inamovible des modifications qui le rendent plus avantageux encore, puisqu'il satisfait mieux à toutes les conditions qu'exige un bon appareil ; il proposa la dextrine, et fit ressortir l'avantage que donne la bande roulée, de former des fenêtres au niveau des plaies. L'avantage de la dextrine sur l'amidon, est de pouvoir sécher promptement et de permettre au membre blessé de jouir le plus vite possible de l'inamovibilité que lui assure l'inflexibilité de l'appareil. Pour obtenir une solidité convenable et une dessiccation aussi prompte que possible, il faut mettre 100 parties de dextrine, 60 parties d'eau-de-vie camphrée et 50 parties d'eau. Ne mettre de la dextrine que sur un côté de la bande, appliquer avec le soin le bandage, en faisant le moins possible de renversés, et après avoir verni l'appareil avec le restant du mélange, suspendre le membre, pour le faire sécher, sur trois ou quatre bandes attachées à un cerceau, ou comme M. Blandin, le placer tout simplement sur un oreiller, ou dans un filet, comme M. A. Bérard.

Voici la description de l'appareil de M. Velpeau.

Les bandes étant préparées, on les place sur une planchette avec les attelles de carton qu'on doit employer ; puis on procède à l'application du bandage dont je vais donner les règles générales. Souvent on peut se passer d'aide pour certaines fractures; quelquefois il en faut un et jamais plus de deux.

Après avoir fait la coaptation, on commence par disposer une bande roulée sèche sur toutes les parties que devra recouvrir la bande dextrinée, et l'on a soin de garnir de ouate les saillies qui doivent supporter une pression plus forte que les autres parties. Cette première bande doit exercer une compression exacte et bien égale : il faut, après son application, interroger avec soin le malade pour savoir s'il ne souffre pas de quelque point plus comprimé que les autres, ou d'une striction trop forte; si l'on avait la moindre crainte à cet égard, on ne devrait pas hésiter à enlever la bande pour la replacer : c'est en négligeant ces précautions préliminaires qu'on risque de produire des accidents qui sont ensuite rejetés sur le compte de la méthode.

Il faut bien remarquer que la bande sèche sert de guide pour l'application de la bande dextrinée, qu doit être placée sur elle avec une exactitude parfaite et sans efforts.

Lorsque le membre est enveloppé par la bande sèche, on fixe les attelles de carton qu'on imbibe de dextrine ou d'eau simplement; les compresses graduées, lorsqu'on les juge nécessaires, doivent être placées sous ces attelles; on maintient ces parties avec quelques tours de bandes, fournis par le reste de la bande sèche ou par une bande à saignée (dans quelques cas de fracture simple, on peut se passer des attelles de carton). On examine ensuite si la réduction est bien établie, et si la forme du membre est parfaitement régulière, après quoi on entoure le tout avec la bande dextrinée.

Cette partie de l'opération est la plus facile de toutes : on déroule simplement la bande en ayant soin de faire le moins de renversés qu'on peut, et de rapprocher les tours de bande lorsqu'on est forcé d'en faire; si l'on négligeait cette précaution, le bandage, une fois sec, pourrait se disjoindre au bout de peu de jours. M. Velpeau a fait quelquefois des bandages tout entiers sans renversés, en commençant par la partie supérieure du membre.

Il faut avoir soin que la bande sèche déborde un peu aux deux extrémités de la bande dextrinée, afin de prévenir le contact d'un bord tranchant contre la peau.

La bande dextrinée étant appliquée, on régularise la surface externe de l'appareil, en y étendant, avec les doigts, une couche légère de dextrine, qui donne de la solidité et de l'élégance, parce qu'elle se fixe en plus grande quantité vers les lignes de séparation des doloires. Il faut de huit à douze heures pour obtenir la dessiccation, quelquefois un peu plus, souvent moins lorsqu'on emploie la chaleur artificielle. Du reste, tant que la dessiccation n'est pas complète, il faut prendre quelques précautions pour empêcher les accidents. On peut atteindre ce but par deux moyens différents : le premier consiste à suspendre le membre sous un cerceau à l'aide d'une bande qu'on peut couvrir de cérat; le second, plus avantageux que le précédent, consiste à placer le membre sur un coussin assez dur, revêtu d'une alèze, et disposé de telle sorte qu'il maintienne la coaptation; on pourrait placer sous le bandage une feuille de papier un peu gros pour empêcher l'adhérence, mais cela n'est nullement indispensable.

Les avantages que présente cette dernière méthode sont les suivants : elle n'expose pas aux secousses, elle procure la possibilité de soutenir également le membre par toute sa face postérieure, et, de plus, elle permet d'apercevoir, et surtout de corriger les moindres déplacements avec la plus grande facilité, tandis que par l'autre méthode cela devient impossible. Il y a encore une autre raison qui doit faire donner la préférence au coussin, c'est que lorsque la dessiccation se fait, il est quelquefois nécessaire, pour obtenir la réduction, d'appliquer par-dessus le bandage des attelles de bois, qu'on laisse jusqu'à ce que l'appareil soit complétement solidifié.

Quand la bande dextrinée est sèche, on met un coussin sous le membre, et on place celui-ci dans la position la plus commode. On a besoin de surveiller les effets du bandage avec la plus grande exactitude pendant les premiers jours, afin de remédier à temps à l'étranglement; s'il se manifestait, le chirurgien devrait enlever immédiatement le bandage, il devrait tenir aussi la même conduite si le malade se plaignait.

C'est en suivant ces principes qu'on évite les accidents, et je ne doute pas que le succès avec lequel on emploie l'appareil inamovible dans le service de M. Velpeau ne tienne à ce que tout y est fait avec de grandes précautions, et surtout à ce qu'on n'hésite pas à replacer l'appareil une ou plusieurs fois même, si cela est nécessité par les circonstances.

Tels sont les principes qu'on doit suivre dans les cas de fracture simple.

Pour les fractures compliquées de plaie, M. Velpeau a adopté l'appareil fenêtré: voici comment on l'établit. Tout est préparé comme il vient d'être dit: lorsqu'on arrive avec la bande sèche au niveau de la plaie, on arrange les circulaires de manière à la laisser à nu dans un espace carré ou en forme de losange, et pour appliquer la bande dextrinée on peut agir de même ou bien employer, pour former l'ouverture, une petite bande que l'on sacrifie à cet usage, et qu'on coupe de chaque côté au niveau de la plaie, à mesure qu'on l'applique : Ce dernier procédé donne plus de régularité et une solidité plus égale au bandage.

L'appareil étant disposé, on panse la plaie comme à l'ordinaire, et lorsqu'elle est cicatrisée, on peut enlever le bandage pour le remplacer par celui des fractures simples, ou bien fermer l'ouverture à l'aide d'une petite bande dextrinée qu'on placerait après avoir couvert la cicatrice avec une compresse de linge sec.

La levée de l'appareil est une opération dont l'époque ne peut être déterminée d'une manière précise; nous devons dire que, pendant toute la durée du traitement, il faut examiner et interroger avec soin le malade de temps en temps ; on a donc eu tort de dire que la méthode inamovible réduisait toute la cure d'une fracture à une seule visite de médecin; c'est une erreur des plus grossières.

En général, l'appareil dextriné doit être appliqué dès le début; cependant si l'on a affaire à un malade docile, chez lequel la fracture présente encore un gonflement énorme, et peu de tendance aux déplacements, on pourrait se borner à maintenir le membre dans une bonne position, après la réduction, et jusqu'à la disparition du gonflement, que l'on combat à l'aide des résolutifs.

Dans le cas où l'on a quelque crainte sur l'exactitude du rapport des fragments, M. Velpeau conseille d'enlever le bandage avant que le cal soit complétement solidifié, afin de pouvoir le redresser s'il y a lieu. Cette règle, posée aussi par M. Malgaigne, n'est pas nouvelle ; du reste, comme le prouve le passage suivant de

Ravaton (*Prat. mod. de la chir.*; 1776). Il n'y a rien de si essentiel dans le traitement des fractures, que de renouveler l'appareil, du vingt-troisième au vingt-sixième jour, chez les jeunes gens, et du trentième au trente-troisième chez les adultes, parce que c'est le temps où le suc osseux commence à prendre de la consistance, et à réunir le bout des os, de façon que, dans le cas où la fracture aurait été mal réduite, ou que les os seraient dérangés, il serait encore temps d'y remédier.

Les fractures pour lesquelles M. Velpeau a employé son bandage sont celles de la clavicule, de l'humérus, du radius et du cubitus, du fémur et de la rotule, du tibia et du péroné, etc. Ce chirurgien ne permet la déambulation qu'avec beaucoup de prudence et dans le cas de fracture simple de la jambe seulement. M. Velpeau a encore étendu l'usage de son appareil aux arthrites et aux tumeurs blanches, aux rétractions des doigts et aux pieds-bots. Nous avons cité les principales applications dont l'appareil destriné est susceptible, mais il est une foule d'autres circonstances dans lesquelles il peut être employé avantageusement; c'est au praticien à le modifier suivant l'exigence des différentes affections.

Il est facile d'enlever l'appareil de M. Velpeau, il suffit de le mouiller avec de l'eau pour dérouler la bande, ce qu'on est obligé de faire quand l'appareil n'est plus en rapport avec le volume du membre, ou bien lorsque l'apparition de quelques phénomènes morbides indique qu'il se passe quelque chose d'anormal dans la région blessée. Dans les cas de ce genre, M. Seutin incise son appareil à l'aide de forts ciseaux : nous avons signalé ailleurs les inconvénients qui pouvaient en résulter, inconvénients qui ne se trouvent pas dans l'appareil de M. Velpeau. Dans les fractures compliquées de plaies profondes, ceux-là même qui étaient partisans des appareils inamovibles, à l'exception de Larrey et de quelques-uns de ses élèves, étaient obligés ou d'avoir recours à la méthode ordinaire, et de sacrifier ainsi les bienfaits de l'inamovibilité aux soins que réclamait la lésion des parties molles; aujourd'hui ce sacrifice n'est plus nécessaire; on peut disposer l'appareil dextriné de telle manière que la plaie reste à découvert, tout en maintenant les fragments dans leurs rapports; ces ouvertures laissées aux appareils, lorsqu'il existe une solution de continuité aux parties molles, offrent des avantages immenses que ne présentent ni les appareils de MM. Larrey, Seutin et Laugier.

Considérations et conclusions générales.

Nous voici arrivé au terme de l'énumération plutôt que de la description exacte des principales méthodes inamovibles proposées pour le traitement des fractures; pour bien les apprécier, nous avons dû les considérer isolément. Ces différentes méthodes, ces différents procédés offrent-ils à l'art un moyen sûr et avantageux de traiter les différentes affections chirurgicales que nous avons indiquées dans ce travail? Telle est la question que nous devons nous poser et dont la solution nous paraît de la dernière importance. Quand on compare entre eux tous les procédés proposés pour arriver à l'inamovibilité, on ne peut s'empêcher de remarquer que leur base fondamentale est à peu près la même, et que la différence la plus tranchée vient de leur composition et de leur application; chaque chirurgien a son appareil particulier, sa matière solidifiante, ses moyens d'agencement, son mode d'application qu'il préfère à tous les autres; parmi ces appareils, il en est qui ont des inconvénients très-graves pour lesquels on doit les rejeter. C'est ce que nous allons examiner.

Nous ne nous arrêterons pas à discuter la valeur des appareils inamovibles des anciens; nous avons dit, en parlant de chacun de ces procédés, ce qu'on doit en penser; ils sont trop incomplets pour être mis en usage. Quant aux procédés modernes, la plupart d'entre eux sont aussi plus ou moins incomplets ou offrent des inconvénients qui doivent les faire rejeter de la pratique; en effet, pour qu'un appareil inamovible soit estimé bon, il doit être composé de substances assez résistantes pour s'opposer au déplacement des fragments, assez légères pour permettre facilement aux malades la marche et les divers mouvements du corps, d'une application facile et prompte, d'un prix assez médiocre, et d'une composition telle qu'il puisse sécher promptement, et être à la portée de toutes les classes de la société et de toutes les localités. Or, la plupart des appareils modernes ne remplissent pas ces conditions. S'il est vrai de dire que ces appareils, et particulièrement celui de Larrey, possèdent quelques-uns des avantages qu'offrent les bandages employés actuellement, il faut reconnaître aussi qu'ils sont bien inférieurs aux bandages amidonné et dextriné. Ceux de Forster et de Dieffenbach sont bien assez solides, mais ils sont lourds, volumineux, difficiles à enlever, et s'opposent à tout mouvement non-seulement du membre malade, mais souvent encore de tout le corps. Celui de Larrey est également très-lourd, très-volumineux, peu économique, et présente en outre d'autres inconvénients que nous avons signalés en le décrivant. Quant à celui de M. Laugier, il lui manque plusieurs des conditions que nous avons exigées pour un bon appareil inamovible; il est d'une application longue et n'est pas assez résistant pour s'opposer au déplacement des fragments. Restent les appareils de MM. Seutin et Velpeau : ils offrent la solidité, jointe à la légèreté; maintiennent bien les fragments, sont faciles à appliquer, permettent les mouvements et la marche, et sont composés de substances faciles à trouver et peu dispendieuses; ces deux appareils méritent un examen plus sérieux et doivent fixer toute notre attention. Il y a quelques années, c'était un point indécis dans le traitement des fractures, que la préférence à accorder aux pansements réitérés ou à l'appareil inamovible; aujourd'hui ce débat semble tirer à sa fin, et les nombreux succès obtenus par un grand nombre de chirurgiens semblent donner gain de cause à l'inamovibilité. En effet, que se propose-t-on dans la cure d'une solution de continuité, d'une fracture par exemple, simple ou compliquée de plaie? de maintenir les fragments dans leurs rapports respectifs, ce qui est le point le plus important et le plus difficile de la thérapeutique des fractures; Tous les chirurgiens connaissent parfaitement toutes les indications à remplir, tous savent que si la partie rompue ou divisée pouvait rester tout à fait immobile par le seul empire de la volonté, que si le corps n'était pas sujet à une foule de mouvements involontaires, comme ceux dont il est agité pendant le sommeil ou par la toux, l'éternuement, tous savent dis-je, qu'il suffirait, pour en obtenir la consolidation, de l'abandonner au repos et aux soins de la nature; mais les choses ne se passent pas ainsi, témoin, au milieu d'un grand nombre de faits, celui d'Ambroise Paré, atteint de fracture de jambe, et chez lequel le déplacement des fragments pendant la nuit réclama une nouvelle réduction douloureuse et suivie d'inflammation, fièvre et suppuration, Ambroise Paré assurément, connaissait bien les indications, mais il ignorait les moyens de les mettre en pratique; ce qui nous fait dire que la méthode qui remplira ces indications sera une bonne méthode. Examinons si les appareils de MM. Seutin et Velpeau satisfont à toutes ces conditions.

Si nous jetons un coup d'œil sur les méthodes ordinaires, il est facile de voir qu'aucune d'elles ne remplit les indications que j'ai posées plus haut; elles ont toutes pour défaut principal de se déranger au bout d'un temps plus ou moins court, d'obliger le chirurgien à renouveler souvent leur application. En effet, voyons ce qui se passe dans les bandages ordinaires, prenons pour exemple celui de Scultet, le plus usité et le plus parfait d'entre eux. La contention y a pour base les attelles, corps planes, résistants et à peines flexibles, longs et étroits, ne portant que sur les parties saillantes du membre, exerçant une compression inégale, et ne pouvant agir sur des fragments déplacés au sein des parties molles. Les coussins dont l'usage devrait être d'adoucir et de disséminer leur force de pression sur les divers points du membre, ne remplissent pas davantage leur but; s'ils sont trop épais, celle-ci se trouve décomposée et n'arrive pas aux fragments, s'ils ne le sont pas assez, toute contention cesse; d'ailleurs ce sont des corps mous, disposés à changer de forme et à se mouler sur une déformation et incapables de maintenir les fragments à surface étroite. Les lacs destinés à serrer les attelles cèdent peu à peu; il en est de même des différents linges qui enveloppent le membre; aussi les contractions musculaires ne tardent pas à triompher de leur élasticité : les appareils ordinaires ne remplissent donc pas assez bien les conditions relatives au maintien des fragments ; de semblables inconvénients se rencontrent-ils dans les appareils inamovibles ? C'est ce que nous ne pensons pas ; ils possèdent en outre des avantages appartenant à eux seuls ; aussi, la plupart des chirurgiens de nos jours reconnaissent-ils maintenant leur supériorité et ne paraissent indécis que sur le choix du procédé ; ces appareils démontrent encore l'inutilité des pansements dans les plaies légères, et l'avantage des pansements rares dans celles qui offrent plus de gravi é. Si d'ailleurs nous admettons que le précepte du grand chirurgien militaire, bon et héroïque dans bien des cas, puisse aussi devenir dans d'autres la cause de funestes erreurs, nous disons aussi qu'avec les nouveaux appareils inamovibles fenêtrés on pourra toujours les éviter ; il est inutile aussi de s'arrêter à montrer les avantages qui résultent de la simplicité des appareils employés aujourd'hui : c'est assez sans doute d'énoncer qu'une bande et une solution de dextrine ou d'amidon suffisent dans la majorité des cas.

La compression circulaire, uniforme, régulière qu'exercent les appareils amidonnés ou dextrinés sur les parties sur lesquelles on les applique offre trop d'avantages pour ne pas les signaler. La manière dont les bandages inamovibles se comportent, dit M. Deroubaix, pour rétablir et retenir les fragments dans des rapports convenables, peut être regardée comme composée de deux modes d'action bien distincts. Le premier comprend la compression des pièces osseuses, le second consiste dans un double effort d'extension et de contre-extension. La compression des fragments présente ici une convenance du remède avec le mal, une sûreté dans les résultats, que l'on chercherait en vain dans les autres appareils. Ce n'est plus comme dans l'appareil à attelles, cette propriété vague et incertaine de coaptation, assignée à deux ou plusieurs corps solides, qui ne semblent faire disparaître d'un côté les saillies osseuses anormales que pour leur laisser la liberté de reparaître dans un autre sens ; ce n'est également plus, comme dans la méthode à suspension, cette force contentive attribuée à une surface plane, qui doit soutenir un corps lourd, dans une position invariable, et qui, n'agissant point par elle-même, ne peut maintenir la réduction qu'aussi longtemps que le membre y reste appliqué en vertu de son propre poids. C'est au contraire une action uniforme, régulière, constante, appropriée par sa qualité circulaire à la forme des organes qui doivent la ressentir, et opérée par une force qui semble avoir calculé tous les déplacements possibles pour s'y opposer de tous les côtés à la fois ; rien de rude, de saccadé, dans l'exercice de cette force ; elle peut se déployer mollement, quoiqu'avec sureté, parce qu'un grand nombre de parties sont admises à en recevoir en même temps les effets, et qu'elle ne doit par conséquent pas concentrer sa puissance sur un espace peu étendu. Les muscles, comprimés partout avec la même intensité et d'une manière perpendiculaire, éprouvent par là un obstacle à leur contraction qui tendrait à produire des déplacements, et ne peuvent cependant éluder en aucune façon l'action des moyens compressifs. Les os fracturés tendent à conserver les rapports qu'on leur a imposés, parce qu'ils se trouvent assujettis médiatement dans tous les points de leurs faces, et aussi bien à leurs extrémités que dans l'endroit où siége la solution de continuité. Tout mouvement de bascule, de latéralité, de rotation même, de glissement se trouve par là rendu impossible. Ceci est rendu plus certain encore par le maintien solide des os voisins, qui sont intimement unis aux pièces fracturées et influent sur leurs mouvements. L'irrégularité des contours et des dimensions des membres, loin d'être un obstacle à l'efficacité des moyens de contention, n'est qu'une garantie de plus pour l'immobilité des fragments, parce que l'appareil, s'enfonçant dans toutes les inégalités qu'il rencontre, rend par cela même plus difficile que jamais tout glissement des surfaces vivantes sur ses parois internes.

L'extension et la contre-extension produite par les bandages amidonnés ou dextrinés présentent quelques particularités qui les distinguent à coup sûr des effets produits par d'autres moyens mécaniques qui ont eu quelque vogue dans la pratique. Elles ne ressemblent en rien aux phénomènes observés lors de l'application des machines inventées par Boyer, dans lesquelles une puissance aveugle et difficile à apprécier est mise en usage. Aucune analogie ne peut être non plus établie entre elles et les résultats fournis par les appareils de Desault, Dupuytren, Laugier, etc. Les appareils inamovibles, pour restituer aux os leur longueur diminuée par un chevauchement, n'emploient point une force qui s'exerce seulement sur deux extrémités opposées du membre raccourci, et n'expose point de cette manière celles-ci à s'altérer, à cause du peu d'étendue des surfaces qui doivent supporter une traction assez considérable. Il n'est également point exposé à sortir des bornes au-delà desquelles un déplacement contraire à celui auquel on doit remédier peut avoir lieu, comme il paraît que cela s'est vu lorsqu'on mettait en usage les appareils dont je viens de parler. Semblable à un aide intelligent, destiné à prêter son secours salutaire pendant toute la durée du traitement, il ne fait que maintenir en place les rapports nouveaux que la main du praticien a donnés aux fragments pendant la coaptation. Ce n'est point, si l'on veut être rigoureux sur les termes, une extension et une contre-extension véritablement actives qu'ils opèrent. Ils restent passifs jusqu'au moment où les pièces fracturées tendent à reprendre leur position vicieuse par un mouvement rétrograde; alors seulement ils résistent au déplacement par leur force d'inertie, en retenant pour cela les parties qui ont une propension à se déplacer, par un nombre de points plus ou moins considérable.

Entrer ici dans de plus grands développements pour

faire comprendre toute la supériorité de ces bandages sur les bandages ordinaires serait tout-à-fait inutile ; ce que nous avons dit est plus que suffisant.

Cependant nous ferons encore observer que c'est sur leur compression circulaire, par conséquent sur le nouveau mode de confectionnement des appareils inamovibles, que reposent les applications qu'on a faites de ces bandages inamovibles à plusieurs affections autres que les fractures. M. Seutin, et beaucoup d'autres chirurgiens depuis, ont prouvé par de nombreux faits que les propriétés des bandages inamovibles peuvent encore les rendre utiles pour le maintien des membres après les réductions de luxations (1) et dans certaines affections articulaires, non pas pour déterminer la soudure de l'articulation, mais seulement dans le but de maintenir les parties immobiles ; dans les tumeurs blanches, dans les résections, il est indiqué de maintenir ses parties dans l'immobilité, afin que la soudure ou la substance qui doit rétablir la continuité des parties puisse librement se former. Les appareils inamovibles, en vertu de leur propriété de pouvoir fixer solidement une attelle en n'agissant que sur ses deux extrémités, peuvent encore avoir ici leur application. Il en sera

(1) M. Malgaigne a depuis longtemps appelé l'attention sur le traitement consécutif à la réduction des luxations, et fait remarquer avec raison que tout n'est pas fini quand la luxation est réduite.

de même dans certaines brûlures arrivées à la période de cicatrisation, pour éviter les brides qui causent si souvent des difformités, et après les opérations qui ont pour but de détruire ces difformités. Beaucoup de cas orthopédiques peuvent aussi réclamer leur usage : l'on voit que le domaine de l'inamovibilité a une étendue immense.

Un des plus grands avantages des appareils inamovibles, c'est de ne pas obliger les malades à rester couchés et immobiles pendant six semaines ou deux mois; avec de tels appareils ils peuvent se lever, s'asseoir sur un siége, marcher avec des béquilles; bien entendu que la déambulation ne consiste pas à faire supporter au membre fracturé le poids du corps; ce sont les béquilles qui supportent tout, les malades soutiennent leur membre eux-mêmes, ou les suspendent à l'aide d'une bande, et lors même que les malades ne pourraient se lever et marcher avec leurs béquilles, ils ont encore, avec l'appareil dextriné, un avantage que ne permettent pas les appareils ordinaires, ils peuvent se tourner dans leur lit, prendre la position qui leur convient le mieux, mouvoir les articulations libres, et par là éviter les inconvénients de l'immobilité générale prolongée qui produit des eschares, des ankyloses et assez souvent chez les vieillards des pneumonies hypostatiques.

Avant de résumer les avantages de l'inamovibilité dans le traitement des affections chirurgicales, nous dirons quelques mots sur les principales objections qui ont été faites à cette méthode.

D'abord nous dirons qu'on a adressé à l'inamovibilité des reproches qui le plus souvent revenaient à ceux qui avaient voulu la mettre en usage. M. Thierry et plusieurs autres ont rapporté des observations pour prouver que l'appareil inamovible a produit des accidents fâcheux, la gangrène, par exemple : il suffit de lire ces observations pour reconnaître aussitôt la cause de ces accidents, et pour tirer cette conclusion, qu'avant d'expérimenter une méthode, il est indispensable d'en connaître les principes élémentaires. Nous opposerons à ces faits la pratique de presque tous les chirurgiens des hôpitaux de la capitale, qui, depuis plusieurs années, n'a offert aucun cas pareil.

Si l'appareil est appliqué sur le membre tuméfié, la disparition du gonflement ne laissera-t-elle pas un vide entre le membre et son enveloppe? S'il y a plaie, le pus sans issue, ne fera-t-il pas des fusées sous la peau, ou entre les vaisseaux et les muscles? S'il y a des esquilles, des corps étrangers qu'on n'ait pas extraits aux premiers pansements, il faudra donc les laisser emprisonnés dans les chairs? Enfin s'il se développe du prurit, des éruptions cutanées, un érysipèle, un phlegmon, si la gangrène vient à se déclarer, comment s'en apercevoir assez à temps et comment secourir le malade?

Quoi de plus facile, lorsqu'on présume que la tuméfaction du membre a disparu et que le bandage ne se trouve plus en rapport direct avec les parties molles, que de renouveler l'appareil, comme on le fait ordinairement ; si d'ailleurs l'appareil a été appliqué avant la turgescence du membre, il est évident qu'on n'a rien à craindre à cet égard, puisque l'appareil s'opposera nécessairement à l'afflux des liquides. Lorsque, au contraire, le bandage est appliqué sur un membre tuméfié, on comprend que cette tuméfaction doit cesser et il est facile de s'en apercevoir ; seulement si la réduction était impossible et si le gonflement était tel qu'on craignît une compression trop forte de l'appareil, on pourrait attendre quelques jours la diminution de ce gonflement, employer les moyens qui peuvent rendre la réduction praticable et mettre le membre dans un appareil ordinaire, en attendant la diminution du gonflement.

On a reproché encore aux appareils inamovibles, d'agir d'une manière aveugle et incertaine ; mais cette objection n'est nullement fondée, puisqu'ils permettent d'explorer le membre avec la plus grande facilité, toutes les fois qu'on éprouve quelques craintes; s'il survient une compression secondaire produite par le gonflement du membre, il y a des signes particuliers qui la font reconnaître: la douleur, le gonflement, l'engourdissement du membre sont des caractères trop faciles à constater pour qu'il y ait erreur, et il est de règle d'enlever le bandage dès qu'ils apparaissent. Dans les fractures des extrémités, le bout des doigts et des orteils reste à découvert, et cette portion des membres que l'on aperçoit sert de boussole pour faire connaître, par sa couleur, sa tension et sa température, quel est l'état des parties que le bandage soustrait aux regards pendant le reste du traitement. L'application immédiate de l'appareil inamovible est donc sans danger dans l'immense majorité des cas, lorsqu'elle est faite suivant les règles prescrites, et de plus elle présente l'avantage de faire disparaître la cause des accidents primitifs, et par suite, d'empêcher ces accidents eux-mêmes.

On a encore accusé l'appareil inamovible de mettre obstacle au cal provisoire : cette objection serait plutôt en faveur de l'inamovibilité que contre elle, puisque, d'après certaines expériences faites sur des chiens, auxquels on cassait les pattes et qu'on soumettait ensuite à l'appareil inamovible, on a remarqué que dans ces cas la consolidation se faisait comme la réunion immédiate des lèvres d'une plaie, et la réunion immédiate étant admise, le cal provisoire n'est plus qu'un accident qu'on cherche à éviter.

M. Mayor a dit que le contact immédiat d'un corps dur comme du bois avec les téguments était une cause d'excoriations, d'eschares sur les parties molles : il est facile de voir par cette objection, que M. Mayor ignore comment on applique le bandage dextriné, ou qu'il oublie la bande sèche qu'on applique sur le membre avant de faire usage de la bande imbibée de solution. Le chirurgien de Lausanne a encore prétendu que les appareils inamovibles étaient longs à préparer et surtout à appliqur : nous répondrons d'abord, qu'en supposant ces objections vraies, elles seraient sans valeur, et qu'il vaut mieux mettre du temps et même beaucoup de temps à employer un moyen efficace et qui guérit, que d'employer rapidement un moyen qui n'a pas les mêmes avantages; mais l n'en est pas ainsi, les appareils inamovibles sont aussi promptement préparés et appliqués que le bandage de Scultet.

Le reproche qui paraît le plus fondé de tous, c'est qu'il faut un temps plus ou moins long pour la dessiccation des appareils et que pendant ce temps ces appareils sont inhabiles à maintenir les fragments dans la position où l'on vient de les placer. Il est vrai que c'est un inconvénient des appareils inamovibles, mais on peut facilement y remédier en appliquant pendant quelques heures des attelles, en mettant le membre dans une gouttière comme M. le professeur Blandin ; d'ailleurs tant que le bandage n'est pas sec, on peut avec la plus grande facilité redonner au membre la direction normale qu'il aurait pu perdre. Jusqu'ici les faits ont annulé cette objection, puisque cette imperfection des appareils n'a pas encore amené, au moins que nous sachions, de consoidation vicieuse; d'un autre côté, si des déplacements avaient lieu, il serait facile de les reconnaître dès leur apparition et d'y remédier sur le champ, puisque ces appareils, tout en maintenant les fragments, laissent la forme du membre sous les yeux du chirurgien.

Dans ces derniers temps on a dit aussi que l'immobilité produisait l'atrophie du membre. C'est un reproche alors qu'il faut adresser à tous les appareils, car on ne peut maintenir une fracture réduite sans repos et sans compression.

C'est surtout contre les fractures compliquées de plaies, qu'on a adressé la plupart des objections que je viens de passer en revue, et de plus, on a demandé ce que l'on ferait quand la suppuration est abondante, quand il y a des esquilles, des corps étrangers, etc. Nous répondrons qu'avec des appareils inamovibles fenêtrés, on peut examiner exactement les plaies, donner issue au pus, introduire au besoin un stylet et reconnaître à temps le décollement et les clapiers, pour pouvoir y remédier. Jamais, nous le pensons, on n'a conseillé de mettre en place un appareil permanent sans avoir extrait les corps étrangers qu'on pourrait extraire, jamais de rester inactif en face des signes de l'érysipèle ou de la gangrène ; d'autre part, quand la fracture est bien réduite, bien contenue et que l'appareil ne cause ni gêne, ni douleur, nous pensons que les partisans les plus chauds des pansements réitérés, n'insistent pas sur le renouvellement de l'appareil : le maintien de l'immobilité permanente présente contre ces accidents plus de garanties que les autres méthodes de traitement. C'est peut-être mieux dans les fractures simples, a dit M. Breschet, qu'il faut vanter les avantages des nouveaux appareils que dans les fractures compliquées. De l'avis de tous les chirurgiens, cette sorte de lésion est exclusivement grave, quelle que soit la marche qu'on suive dans le traitement; qu'on ampute ou qu'on conserve les membres, fort souvent on se repent de la marche qu'on a suivie. Eh bien, l'emploi de l'appareil inamovible dans ces cas, fournit les plus grands avantages. L'immobilité complète est assurée; les pansements sont faciles à travers les ouvertures laissées au bandage, dont la construction maintenue dans de justes limites exerce une heureuse influence sur la résolution de l'engagement inflammatoire.

Il résulte de toutes les considérations dans lesquelles nous sommes entré.

1° Que tous les appareils inamovibles des anciens doivent être abandonnés.

2° Que tout appareil inamovible qui ne présente pas une résistance assez forte et une dessication assez rapide, pour s'opposer au déplacement des fragments, une légèreté suffisante pour permettre la marche et les différents mouvements; une application et un enlèvement faciles et prompts, sans occasionner la moindre secousse au membre fracturé, une facilité très-grande de surveiller les plaies, et de donner issue au pus, est un mauvais appareil.

3° Que dans ce cas, les appareils en plâtre, ceux de Larrey et de M. Laugier, doivent être abandonnés.

4° Que cependant celui de Larrey est une heureuse conquête, puisque nous lui devons ceux que nous employons aujourd'hui.

5° Que les appareils de MM. Seutin et Velpeau sont de beaucoup préférables à tous ceux qui les ont précédés.

6° Que l'appareil dextriné, comme on l'applique aujourd'hui, est de tous celui qui offre le plus d'avantages.

7° Que ces avantages sont d'une simplicité dont nul n'approche ; le peu d'instruments et le bas prix des matières employées permettent de les mettre partout en usage.

8° Une application facile et prompte, qu'il soutient également dans tous ses points, le membre, qu'on place dans la position que prefère le malade, que par une pression égale, générale, continue, il ne permet pas aux fragments de se déplacer, qu'il se moule exactement sur les parties sur lesquelles on l'applique et en dessine gracieusement les saillies et les enfoncements, qu'il permet d'avoir toujours la fracture sous les yeux mêmes, dans les cas plus simples, qu'il laisse la facilité d'appliquer des topiques dans les fractures, ou dans les plaies, qu'il offre au pus une voie toujours ouverte, qu'il peut-être appliqué indifféremment à toutes les fractures ; qu'il offre plus de chances de conservation pour les membres fracturés en éclats dans les plaies, d'armes à feu, par exemple, qu'il permet enfin de transporter les blessés par tous les chemins, et sur toutes les voitures ; sans que les cahots inévitables, ni la durée du transport suffisent à le déranger ; qu'il suffit de mouiller la bande pour l'enlever ou de mettre le malade au bain; que son usage ne se borne pas aux fractures simples ou compliquées de plaies avec suppuration, qu'on l'a employé avec succès dans des caries, des nécroses, des plaies, des ulcères, des varices, des luxations, des entorses, des tumeurs blanches, des resections osseuses, des plaies tendant à une cicatrisation vicieuse, des déviations, des difformités, etc.

Telle est la méthode de l'inamovibilité envisagée dans son point de vue le plus générnal et considérée dans les caractères les plus essentiels de ses applications; tels sont ses premiers pas dans le traitement des affections chirurgicales : ces heureux résultats ne permettent-ils pas de concevoir les plus légitimes espérances de l'avenir de cette méthode ? On y trouve à la fois la preuve du caractère tout particulier et de l'impulsion toute initiale qu'elle a reçue d'abord des premiers appareils inamovibles, tout incomplets qu'ils étaient ; ensuite de la réunion immédiate et enfin dans ces dernier temps de la chirurgie sous-cutanée, et nous pensons que tous ces faits connus aujourd'hui et appréciés à leur juste valeur, seront le point de départ de nouveaux essais tentés dans cette direction, pour le traitement de bien des affections chirurgicales, et qu'ils amèneront les chirurgiens à employer plus souvent la réunion immédiate et à préferer, dans bien des cas, la méthode des pansements rares.

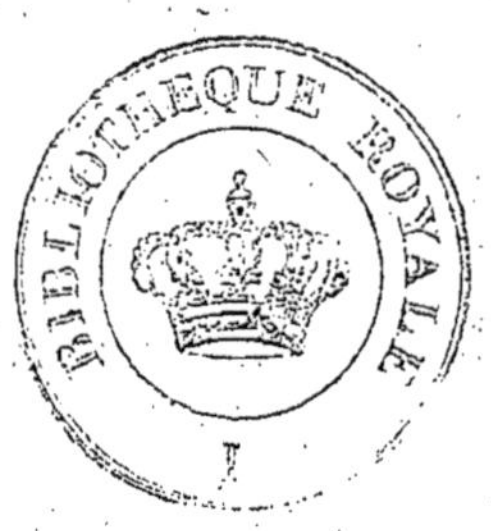

www.ingramcontent.com/pod-product-compliance
Ingram Content Group UK Ltd.
Pitfield, Milton Keynes, MK11 3LW, UK
UKHW020349230726
13925UKWH00003B/1039

9 782014 103